U0905590

数学老师给孩子的一封信

【意大利】卡米诺 · 波多拉多 著
荣珈仪 译

海南出版社
· 海口 ·

版权合同登记号: 图字: 30-2020-036 号
图书在版编目(CIP)数据

数学老师给孩子的一封信 / (意) 卡米诺·波多拉多 (Camillo Bortolato) 著 ; 荣珈仪译 . -- 海口 : 海南出版社 , 2020.7

ISBN 978-7-5443-9361-4

Ⅰ . ①数… Ⅱ . ①卡… ②荣… Ⅲ . ①书信集 – 意大利 – 现代 Ⅳ . ① I546.65

中国版本图书馆 CIP 数据核字 (2020) 第 106724 号

数学老师给孩子的一封信
SHUXUE LAOSHI GEI HAIZI DE YIFENGXIN

作　　者: [意] 卡米诺·波多拉多 (Camillo Bortolato)
译　　者: 荣珈仪
监　　制: 冉子健
责任编辑: 张　雪
策划编辑: 李继勇
封面设计: MM末末美书 QQ:974364105
责任印制: 杨　程
印刷装订: 河北盛世彩捷印刷有限公司
读者服务: 武　铠
出版发行: 海南出版社
总社地址: 海口市金盘开发区建设三横路 2 号 邮编: 570216
北京地址: 北京市朝阳区黄厂路 3 号院 7 号楼 102 室
电　　话: 0898-66812392　010-87336670
电子邮箱: hnbook@263.net
经　　销: 全国新华书店经销
出版日期: 2020 年 7 月第 1 版　2020 年 7 月第 1 次印刷
开　　本: 880mm × 1230mm　1/32
印　　张: 4.75
字　　数: 70 千
书　　号: ISBN 978-7-5443-9361-4
定　　价: 38.00 元

编者前言

大人们生活在地球，而孩子们生活在B612小行星。对于他们来说，一天可以看到四十三次日落，火山是烟囱，玫瑰花会哭泣。

我们已经很少能体会到，孩子内心景象的奇特。

成人眼里枯燥的数字，对孩子来说是一个个跳跃着、舞蹈着的精灵；成人眼里一板一眼的句式与语法，对孩子来说就像是要让北极熊和火烈鸟都住在鼹鼠的洞穴里。

孩子对世界始终充满了憧憬、幻想和好奇。他们天马行空、惊奇浪漫，他们无所顾忌、不受规则的束缚。他们还不能理解他们的天真和好奇有多么强大的力量，可以突破成年人用“事情本来就是这样”的说辞所搭建的坚固的壁垒。

不知道从什么时候起，学习成了很多孩子的负担；而数学，也变成了学习道路上的灾难。补习、陪读、呵斥、责骂成了生活的日常。孩子们渐渐误解：是不是学习不够好，就不值得快乐和被爱？不是第一名，就是坏孩子吗？

我们似乎在逼着孩子和自己参与了一场不可逆的人生竞赛，而路上错过的风景永远不会再现了。孩子们的人生经验不得不从胎教开始被无穷无尽的数字、字母和规则填满。他们逐渐学会了复杂的钢琴技术，能演奏出优雅的音乐，却不能对蝉深埋地下十七年，只为一个夏天的光明放声歌唱的情感有所认同。他们在很小的时候就记住了一大堆的 x 和 y，并学会了把它们放到函数公式的正确位置，却不能理解这无数的 x 和 y 意味着无数的现象和可能——它可能是物体在太空中的动量，也可以为新产品确定合适的价格。计算遗传病患病率的方法同样可以在橄榄球赛中被用来判断是否应该在第四节发起进攻……数学的意义，代表了人的一切行为。

在付出了如此多可能性的代价下，我们似乎取得了成功——孩子们得到了好的成绩，进入了好的学校。但是孩子们不再对世界感到好奇，不再对未知充满想象，也不再

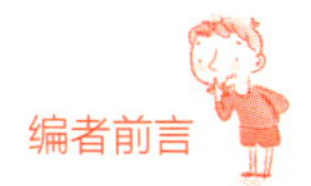

拥有天真的时光。他们变得和我们一样机械，用成年人的事务主义衡量自己，逼迫自己占据优势的赛道和同龄人一决高下。**他们都想做第一，却忘了他们是这世界上的唯一。**

我们越来越会考试，数学家、物理学家、文学家、艺术家却越来越少。因为任何高贵的智慧，都是自由人的财富。把人作为知识的工具，也就是我们常说的“填鸭”，会把人变成物品而丧失自由的意志。然而，在人类的任何领域内有所成就，甚至于登峰造极，抑或是开辟出一番新的广阔天地的创举，都绝不是被物化的工具人能够完成的。锻造真正富有吸引力和创造力的才华，要用灵魂打动灵魂，用智慧启迪智慧。

2005 年，当温家宝总理看望钱学森时，钱老发问：“为什么我们的学校总是培养不出杰出人才？”

这个著名的“钱学森之问”困扰我们至今。

也许，问题的关键并不在于我们对孩子的知识的培养，而在于我们对孩子的灵性的培育。我们深知自己在揠苗助长，可实在也身不由己。

科学告诉我们，这个时候我们应该放松、不应该给孩子布置那么多作业，要听从内心的呼唤，陪伴孩子玩耍，培育孩子的创造力。可现实教育我们，难道你想让你的孩子成为最后一名吗？

当我第一次看到这本书的原稿时，我心里五味杂陈。书中呈现的教育理念在意大利是有可能实现的，但它想要给中国的老师和家长带来一些实际操作体验，却有着无法言喻的困难。中国的老师、家长和孩子面临着与意大利完全不同的压力和焦虑。但同时我也认为，暂时不可能实现，并不意味着不需要。这些年来，我们太需要能走出国门，能够与国际大师交流对话的各领风骚的数学家、艺术家、作家来展现与中国的经济实力日益匹配的文化影响力了。可这方面似乎一直不如人意。这可能是因为**我们的教育太过于看重“作为技术的知识”，而忽略了“人”本身就是最值得追逐的目的。**

当我们领略到外面的风景，了解到世界上其实有另外一个看待孩子、看待教育的角度，也许我们就会发生一些改变。至少在孩子成绩不够好的时候，不会像从前那样觉得“未来一片黑暗”“天要塌下来了”一样。孩子们要走向的未来，是我们这代人无法预料也无法想象的远方。一时的好坏、单一标准下的优劣，并不足以判断一个人多样的

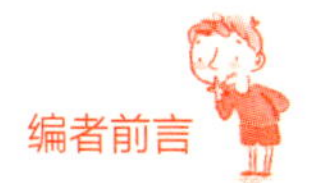

未来。就像作者在书中所说的"能力决定不了你们是什么样的人，只有你们自己的想法能决定你们是谁"。

在这封信里，数学的美丽，孩子的纯真，被作者以私语般的述说，营造得柔软而充满诗意。这封信并不介绍乘法口诀般的技巧，也没有万能公式般的秘法。它只是简单地告诉孩子，不要被那些大人们为了让事情变复杂的、数学语言一样的小把戏给蒙住了，藏在数学里的秘密，是直观而纯粹的，只有纯真的心灵才能感受得到。数学的意义，藏在你的一切行为里。它有时藏在妈妈的奶瓶里，有时藏在游戏的小球上；它有时藏在山顶的城堡里，有时藏在林间的蛛网上。所以，保持孩子的纯真就是最好的学习方法。

只要用心去寻找，你就会发现，我们的日常生活就是用数学编织成的一个又一个的童话。"数学"的逻辑意味着一切事物之间都存在着联系，也就是每种事物都有相似的一面，所以你永远不必对未知的事情感到害怕。保持你的童真，尽量不要长大，尊重你的极限，享受你的弱点，你将永远活在数学和人生的幸福童话里。

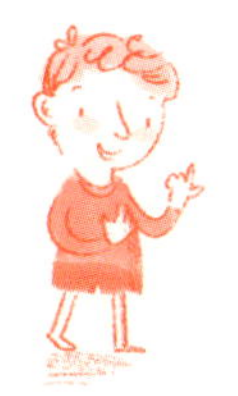

目 录

给孩子的一封信

……只有当你感动的时候，

你才会想要去理解孩子。

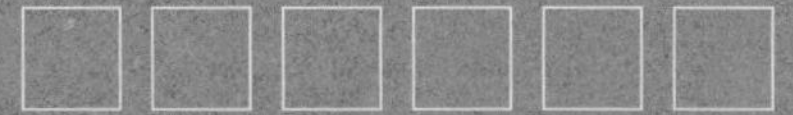

第一天

上课铃

我清晰地记得上学的第一天，

就好像昨天刚发生的事一样。

那天，妈妈骑着自行车送我上学，

因为她急着回家，

就只把我送到了校门口。

妈妈对我说："卡米诺，别怕。等上课铃响了，你就和小朋友们一起进教室吧。"

妈妈边说边把书包塞给了我。书包很轻，里面空空的，什么也没有。

于是我走到上课铃下面——它悬挂在校门前一个角落的铁架子上。

上课铃很小，只要拉动拴在上面的绳子，就会发出铃声。

绳子很短，这样的话，捣蛋的孩子就够不着它，不能随意拉响上课铃。

周围的小朋友和家长都在开心地聊天，好像他们早就认识了一样。

只有我一个人孤零零地站在旁边。

忽然，校门口这边的吵闹声开始变小了，周围逐渐安静下来。

只有我还留在校门口，眼巴巴地等着上课铃响起，但似乎没有人要来拉响它。

我等呀等，直到巡逻的门卫看到了我。他问道：

"你一个人在这做什么呢？"

"我在等上课铃响。"

他笑道："那铃早就响过啦！"

"什么？不可能！"

他牵着我的手，带我走进走廊右手边最里面的一间教室，我进去的时候，同学们都已经坐在里面听老师讲课了。

后来我才知道，学校里用的其实是大厅里的电子上课铃。

可是它们的名字都是上课铃，我怎么知道说的是哪个呢？

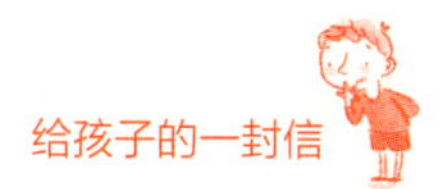

而且，那个在校门口角落里不被使用的上课铃也太可怜了吧！

从那以后，我明白了有些词语是有不同的意思的。

于是我自己想了一个办法，我叫它“类比法”，也就是不用词语来表达。

那天后来发生的事，以及接下来 1 年里发生的事，甚至连老师、同学们还有那间教室，我几乎都不记得了。

但我还清楚地记得我内心里的那些想法，那些我用笔记录下来的小小的情绪变化，以及记录时的心情——有开心，也有失望。

这个小得不能再小的小世界就是我的“类比法”。

后来，我发现“类比法”其实也是所有人的秘密世界。

可惜学校里没有人在乎它。

这就是我上小学的第一天发生的事。

我上的第一所学校在一个叫作“零”的小镇里。

现在我成年了，住在附近的一个叫作“第五”的小镇上，因为这里和特雷维索城的距离正好是 5 英里。[①]

看起来我好像和数学、数字有着很深的缘分。

但其实并不是这样的。

我对数学毫无兴趣。

亲爱的孩子，老师我更关心坐在小书桌前看着我的你。你可不要因为学习数学而不开心，不然老师我也会难过的，就连我回到家的时候都还会因为你的不开心而一直难过。

---

① 1 英里约为 1.61 千米，5 英里约为 8.05 千米。——编者注

1 岁
纯　真

亲爱的孩子：

你现在一岁了，你常常充满好奇地望着我，而我也一样。

我需要了解你，因为我也有一堆关于你的疑问。

谢谢你能让我抱着你，

让我可以这么近地看看你；

谢谢你能完全相信我，

不担心我可能会抱不稳你。

你的单纯让我感受到美好，更让我学会去喜欢这个世界。

请你告诉我关于你的一切。

我需要近距离地了解你，因为在看了那么多儿童书籍后，我反而不知道能做些什么。

那些书就像一层层纸质的屏幕，让我不能直接了解你。

我想回到最开始的时候，不管那些深奥的理论。

我想知道孩子你为什么会这样难懂。

我想知道你怎么能在每分每秒表达各种信息的同时，都还保持着可爱的微笑。

我想知道你到底用了什么神奇的工具，竟然每时每刻都可以创造出新的东西。

我也想和你一样，因为我已经忘记了怎样勇敢地面对这个世界。

现在我明白了为什么小猫咪会跑来趴在我的膝盖上。

原来它也想告诉我怎么来理解世界。

答案是：通过接受。

就连它也让我不得不去思考怎样变得更好……

有些我接触过的事物，直到现在我都不能很好地理解它们。

也许事实就是：我只能放弃理解。

而放弃理解就是接受。

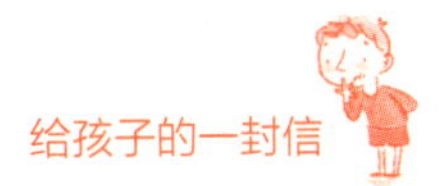

现在你很开心，因为我把你抱回到了小床上。我听到你在发出各种奇怪的声音，这让我想起了一些充满古老智慧的书籍。

经过这么多年关于宇宙的讨论，我们又重新开始思考，也许最大的智慧的秘密就藏在你发出的这些声音里。

哇哇，哇哇，呱呱，呱呱……

我听不太懂，但是谢谢你，孩子！因为仅仅是望着你，就让我的心变得温暖而柔软。

情　感

亲爱的孩子：

现在你已经两岁了，都能小跑着回家了。但你先停一停，我要告诉你一件重要的事。

我想要告诉你，我们是由什么组成的，以及到底什么才真正重要。

你不用在意外面发生的那些事，因为在你的生命里，它们并不重要。

真正重要的，是发生在你内心的变化。

你的心里有个珍贵的宝藏，那就是你的情感。

情感是一切的基础，是一切的起点。在被各种想法和认识塞满前，内心最单纯的东西就是情感。

情感代表着人类最初的模样，是所有人都想要找回

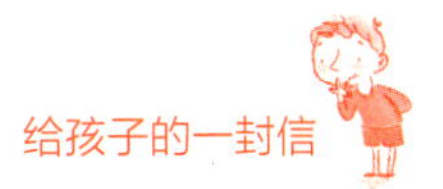

的天堂。

那里有所有的真相，真实而且公正；

那里保存了人们对各种事物的第一印象，是最真实的，或许也是唯一真实的；

那里是人人都向往的乐园。因为现在的世界已经被利益和为实现利益而不择手段的人所掌控，这些人甚至已经控制了人们的观念。

这个天堂也是画家、作家和时尚达人所追寻的，他们寻找着在庸俗的思想出现前，世界上那些美好的情感。

他们的工作就是，努力在被污染的不同的文化中，寻找只存在于一瞬间的最初的思想。

在判断一幅画、一本书、一件衣服的好坏时，这是个必不可少的过程。

他们在别处寻找消失的真实，他们自身却仍然在被污染，因为他们无法逃离城市。

这就是为什么有人在沙漠里 40 天不吃饭也能活下来，除了身体的原因，还因为那里是不会被别人的想法所污染的净土。

当你听不到他人的议论时，就能找到真实的自己。

绝对的真实会让你感到震惊。

因此，亲爱的孩子，保持这种内心的纯净，维持这种天然的状态吧。

在这种状态里，你的情感真诚又清晰。

把这种观念一直记在心里，就可以一直远离那些不一致的思想。

你可千万不能像我们一样：由于无法保持内心的纯净，我们不得不长大。

你也不要给人划分等级，或是开始分心和没完没了地闲聊。

你要学会不理解时不评判，要明白需要有一定的机遇才能获得更多认知。

你不用刻意去寻找，只需要保持坦率和真诚。

也许，你在偶尔屏住呼吸的时候，可以看到它的一角，虽然它转眼间又再次消失。

它会在你意想不到的时候到来，因此在你遇到困难的

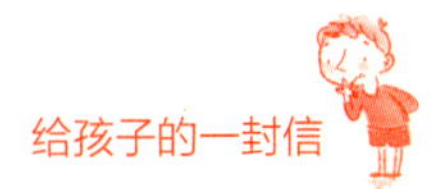

时候，也不用急切地寻找解决办法，只需要安静关注、耐心等待就好。

也许在下一秒，它就会来到。

学习这个方法不要有压力，只需要在休息时保持注意力即可。这看起来是一个矛盾的概念，所以，你既不能太专注，也不能太放松。

这就是正确的心态。

不过这些你比我更清楚。

在科学实验室里，科学家们都想研究出你的思维方式。

他们晕头转向，以为情感是由神经产生的。

可谁知道情感到底是在大脑里，还是在别处呢？

你保持现在这样就很好。晚安，亲爱的孩子。

3 岁
智 力

亲爱的孩子：

现在你 3 岁了，话也多了起来。

今天我想要和你谈谈智力。

你是个聪明的孩子，现在是，今后也是。

智力并不是别人所说的那样。

他们在谈到重要的词汇（比如智力、数学、学习）时，总会有些混乱的想法。

智力是一份礼物。

我们既不能建设它让它变多，也无法破坏它让它变少。

这不是你能决定的。

智力不像书中说的那样会逐渐发展，否则人人都会不顾后果地提升它。因为智力既可以被善意地使用，也可以

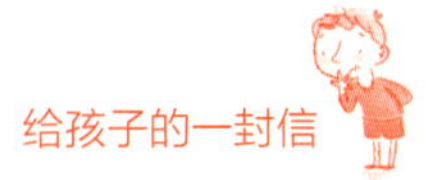

被恶意地利用。

不管这份礼物有多大，都和你的努力无关，因为它是上天赐予的。

有些书探讨了智力在数字、语言和空间方面发展的可能性，但这些都只是幻想。

《马太福音》中这样写道："你我都没有能力让哪怕是自己的一根头发变白或是变黑。"那么就更不要说改变智力了。

你要接受这些你无法决定的事，即使它们对你来说是最重要的东西，但就算你拼尽全力也无法改变它们。

你要做的，就是相信自己。

现在，我想好好地向你解释这神秘的智力到底是什么。

我们先从一个类比开始，它非常接近真实的情况。

智力是你从出生时就拥有的一个"中央处理器"。通过它，你可以处理每分每秒从外界涌入的大量信息，然后将它们和那些已经储存在记忆里的信息放在一起。

这个过程会让你开始思考世界和生命，即使你可能还是个摇篮里的小婴儿，但你的想法也许有时候比哲学家更可靠。

不必抱怨自己的“中央处理器”容量太小，因为不管它有多大，都足以满足你的普通需求。

就好像你在花园里散步时不需要开赛车出行——在花园里开车会很危险。

你的“中央处理器”的功能就是在固定的基础上作出适当的反应。

这是一种关于可能性的精妙计算。

就像你为了做自己想做的事情而去挑战父母的耐心，但又不会超过他们忍耐的极限。你可真是个小机灵鬼。

再说我们都知道，其实是你在掌控着你的父母，这可多亏了你的“中央处理器”。

但是现在你得认真听，我要告诉你一件你意想不到的事情。

据我所知，你的这个“处理器”每时每刻都运作几千次，但它并不仅仅是根据逻辑来运作的，而是根据类比法。

大脑传播信息会产生共振，共振的过程就像盘子里颤动的果冻一样。不用再继续追踪这些信息，因为它们很快

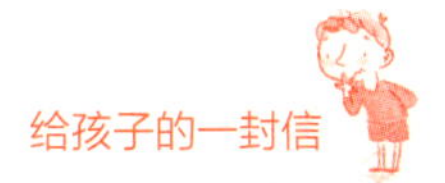

就会消散，就像落入大海中的水滴一样消失不见。

这不仅是逻辑和控制，而且是更加复杂的原理。

就比如语言，其实我们说的每句话都是建立在类比法上的。

甚至可以说，如果没有类比法，语言就不会存在。

如果我说"熄灭它"，即使在不知道主体是什么的情况下，你也不会去朝着电灯吹气，也不会在我说"点亮它"时去把电灯引燃。如果我说的是蜡烛的话，用同样的说法你也知道该怎么做。

语言都是这样运用的，就像标签一样。

你可以从一篇文章里选取一段话，再把它用在别的场合。

比如你对妈妈说："妈妈，你的善良和海水一样多！"

其实你运用了比喻，这也是一种类比的方法。伟大事物的形象和妈妈的形象原本并没有直接联系，但你把两者放到了一起。

这样表达既美妙，又没有拘束。

"逻辑"这个词代表着一切事物之间都存在着联系，也就是每种事物都有相似的一面，所以你不必对未知的事情感到害怕。

类比法最能代表这种联系。

比如你会用熟悉的东西来描述陌生的东西。

比如将未来的设想建立在过去的经验之上。

比如对未知的探索必然有一部分建立在对已知事物的了解之上。

比如在共性中寻找个性或是在个性中寻找共性，后者会更难一些。

仅仅靠逻辑是无法继续前行的。

亚里士多德为了解释什么是三段论，曾举过这样一个例子：

如果 a=b 且 b=c，那么 a=c。

事实上，即使是亚里士多德也需要参考实际的例子，就像我们遇到抽象事物时一样。

你得知道，逻辑的工具就是类比。

在我们体内没有关于逻辑的突触，就连突触的存在也都是没有逻辑的。

要解释类比法，常常需要运用另一个类比，这个过程

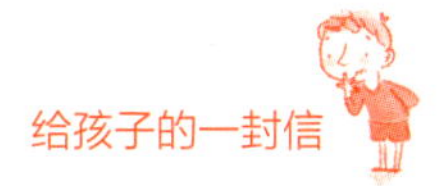

就像是一个没有尽头的循环。

总之，解释“逻辑”对我们来说很难。只有在绝对主义的乌托邦，才有可能理清一层层的逻辑推理。

我不尝试去解释它，就这样我开始了我的类比法之路。

我经常用孩子们学习的方式来逃避（逻辑梳理）。

你也要记得远离那些逻辑的狂热推崇者。

如果你长大后碰巧需要和一位逻辑推崇者共进晚餐，那么你就要先做好心理准备——他会一直讲个没完，还会用他的观点来教训你。

不过被教训总好过肚子遭罪。

一位印度贤者曾经这样说过：“逻辑是一位仆人，谁能给他更多，他就为谁服务。”

因此，逻辑可以为这个观点服务，也可以为那个观点服务。

事实就是，在交谈之前，我们都想要先成为占理的那一方。

所以，亲爱的孩子，在你被卷入这样的争论时，要记住我前面说的那些。

但是，你也不要觉得关于逻辑的一切都没有用。

逻辑这个小可怜，因为被情感世界排除在外，所以只能在物质世界里找到它的一席之地。

逻辑被用来研发电脑，包括所有的电路、代码和数学公式。

这就是逻辑的作用，它是一个奇迹。

但之后工程师们又赶紧把这些复杂的代码藏在一个整洁的图标界面之后，这恰恰就是运用类比法的界面，也是儿童用来和世界建立联系的方式。

其实并不是只有学信息技术的人才能操作电脑，一个在学校里不会做逻辑练习的孩子甚至可能会操作得更好。

虽然是在开玩笑，但你也可以想想这是多么矛盾。

那些很会念书的高才生，居然还不如那两个在自家车库忙碌的加利福尼亚年轻人[①]。

现在就连那些高才生也习惯使用“鼠标”了，这个词在英语里的意思是“小老鼠”，但他们一点都不想知道为什么它操作起来这么方便。

---

① 指史蒂夫·乔布斯和他的伙伴沃兹尼亚克。——译者注

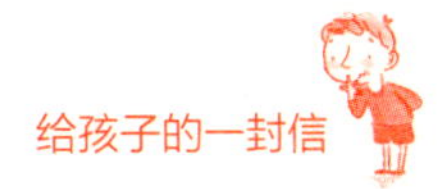

好吧，就让我来告诉你。

因为鼠标就像是祖父牵着你的手指，他一路陪伴着你，还会指给你看：

这是公交车，这是垃圾车，这是警车。

你马上就能明白那些是什么。

不错，祖父的手指和鼠标在电脑屏幕上显示的小手是一样的。之前你觉得难懂的东西，都变得可以由自己去认识，方便又简单。

接下来你要知道，当你进入文件夹或者是子文件夹时，在屏幕最上方会显示你在这段路线的足迹，这就叫作"路径"。就像是大拇指汤姆为了辨认回家的路，撒在森林中的小路上的面包屑一样。

信息技术的语言，其实就是儿童的语言。

看到你的平板电脑了吗？如今不再需要鼠标，你可以直接触碰屏幕，就像把手指伸入罐子里蘸取果酱一样。

是不是很有趣？因为这就是类比法，这也是天真和单纯的一种回归。

不用多想，之后我会继续向你解释的，你只需要一直做一只快乐的小鸟。

你知道怎么从高处看下面的世界，不过如果你降低高度的话，就很可能会在各种分析里迷路，就像教授一样。

他从 A 点到 B 点再到 C 点，沿着地面的一条小路穿越整个岛屿。

而你可以从 A 点到一个地方，然后回到 A 点，再到另一个地方，不需要中途停在别的地方。也就是说，你飞在高高的空中，就像小鸟一样不会迷失方向。

你可以环游世界，并且仍然知道刚开始出发时的位置，甚至精确到当初离开的那座花园。

这种在天空中俯视的方法就是类比法。

这是直觉，不需要绞尽脑汁，也不会因为能够理解而感觉骄傲。

它是自然而然的，并不是去强求的。

甚至越没那么执着地寻找，它就越容易到来。

有人说我们需要教孩子们怎么去学习。在我看来他真是个疯子。

一位真正的大师在两千多年前说过："你们如果不能回

到最初，变得像小孩子一样单纯，就绝不能进入天国。”并且他还补充了一句：“天地的主啊，我赞美你，因为你将这些事向有智慧的和有学问的人隐藏了起来。”

亲爱的孩子，你一定要开心。

我看到了你在学习时眼睛里闪烁的光芒，你甚至还吸引了外界更多的光。

你自己觉得呢?

你拥有我所没有的心情。

你刚刚从头开始学习了一种语言，并且已经准备好学习下一种了。这速度比我都快，真让人嫉妒。

有天在英文课上，一个朋友对我说，我年纪不小了，建议我在学习前最好先去酒吧喝一杯威士忌，她说：“你需要让你的瞳孔放大，就像小孩子学习新知识的时候那样。”

还有一天，我在医院的急诊室里。

我问护士：“请问，可以告诉我医学影像科怎么走吗？”

她迅速地回答：“跟着地上那条粉色的线走！”

护士，谢谢你懂我，谢谢你察觉到我有时会听不懂语言的指示。

也谢谢你们，医院的建设者，感谢你们也选择了使用类比法来指引我。

笑一笑，亲爱的孩子。

保持你的童真，尽量不要长大。

尊重你的极限，享受你的弱点。

你快去玩吧，不用再睁大眼睛好奇地看着我了。

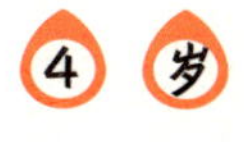

记　忆

亲爱的孩子：

你现在已经 4 岁了，应该已经上幼儿园了，我来教你一些新的道理。

有一样东西比智力还要珍贵，人人都很在乎它，那就是你的记忆。

事实的确如此，如果说智力是"中央处理器"，是一份无法拒绝的礼物，那么你的记忆就是"硬盘"，可以自己决定要存放哪些内容。

你知道这个"硬盘"是什么样的吗？

它是一个神奇的空仓库，你可以在里面自由地奔跑，因为你跑得越远，仓库的空间就越广阔，就像一个正在充气的气球。

我们生来就享有这个空旷的空间，但还得抓紧时间尽快填满它，因为"中央处理器"无法忍受单调枯燥的生活。

实际上，它每秒都在以上亿兆字节的速度运作，并且需要一个存储库来存放数据。

怎样来填充这个仓库呢?

一切都由你来决定。

你可以在里面放任何你想要放的东西，然后把所有的信息都编好目录，再有序地整理到档案柜和文件夹里。

或者你也可以把所有的东西都随便地堆在一起。不过，之后当你要找什么东西的时候，就得多花点时间和精力了，谁让你之前没有多下功夫呢。

总之，选择你认为适合自己的就好。

以前，你白天没有时间整理本应该认真吸收的大量数据，于是你的大脑只能在睡梦里处理这些。

但是，现在你长大了，在白天也应该找时间去消化这些信息，何况这个过程也不会太长。

两次呼吸的间隔时间就足够了，也就是说在思想停止吸收新认知的那一微秒，你就可以完成一个连接着现在与过去的新总结。

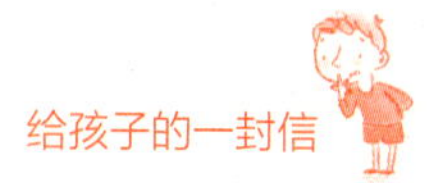

但你也不用太担心这些。

只要你呼吸的频率没有过快，这一切就会自然而然地发生。

那么记忆是如何运行的呢？

让我来解释一下，因为我不希望你认为储存记忆就像在电脑上一样，只需要机械地敲击一下“保存”键就可以。

记忆不是一条指令。

为了固定一个数据，我们需要一种特殊的“胶水”，即“兴奋”。

它来时会穿过一条管道，并且直接由心脏或是其他存放情感的地方发出。这些地方也决定了为了存储记忆而需要的“黏合剂”的用量。

如果这个剂量不够，信息就会被遗忘而进入回收站，就像电脑里的临时文件那样。

总之，存储记忆是由“胶水”，或者说是由“兴奋”来完成的。

即便是在已经存储后，也仍然需要一定量的“胶水”来维持记忆的鲜活。

也就是说，即使你没有在想它，即使你在玩耍、吃饭或者睡觉，精神也依然需要在一定程度上绷紧，不然你很容易就会忘记和别人的约会或是任务的截止时间。

毕竟，我们没有一个自动的记忆存储机器。

我们的记忆和电脑的另一个区别在于：

铭刻记忆有多难，消除它就有多难。

这句话的意思是，如果你想要专心记住什么，就必须排除其他所有的干扰因素，比如电视、无线网络、游戏和任天堂游戏机，因为这些会消耗你大量的精力。

如果你记录了错误的信息，那可就麻烦了。

你不能通过删除来覆盖掉错误的信息，也无法将它轻易地抹去。

所以你一定要谨慎。

除此之外你还得注意，在现实中记忆的气球也有容量限制，当信息过多时，它也有可能会爆炸。

因此，在我们的身体里还存在着另一个自我，他是一个监护人，掌管着所有的事务。

他会在仓库门口大喊：

"你疯了吗？你不能再往里面加东西了，硬盘里已经装满了各种大电影了！还装了《神奇宝贝》《魔法俏佳人》和《小马宝莉》系列！你不能再把学校里的表格和其他东西塞进来了！不然会有信息过载的风险！不管怎样，你都得先过我这一关！"

于是，下面我们就要讲一个关键的问题：内容的选择。

如果你在记忆仓库里填满了恐龙和吸血鬼，那我就会知道，在接下来很长的一段时间里，都会出现这种让"野兽"吞噬其他记忆信息的问题。

所以你要懂得选择那些应该记住的信息。

想想你的奶奶，虽然她的年纪大了，记忆力有所下降，但她永远都不会忘记你的生日。

你要专注于真正重要的事情，而不是把你的记忆力分散到没有用的事情上。

你要保持头脑清醒，可别错过了重要的事情。

那些与记忆有关的能力，曾经都被称为"优点"。如今，专家们对这些能力进行了新的定义，他们用了一个模糊的表达方式，即"情绪智力"，因为他们脑子里总是在想"智力"

这个词。

其实“优点”这个词更好，因为它意味着“毅力”。

这些优点不是从父母那里继承来的，而是靠每天的积累得来的。

这些优点之所以成为优点，是因为它们促使你去选择优良的品质，比如耐心、坚持、不轻易放弃、不拖延、能吃苦，以及最重要的决心。比如，有时你要坚定地告诉自己：“不能再看电视了，现在得继续学习了。”

而传统意义的教导，其实就只是让人觉得劳累，并不会让人变得聪明或是机灵。

就连宗教也传达了同样的观点。

你要做的是专注于与满足和福利有关的现代神话。

因为如果你选择接受，辛劳就会变成满足；如果你选择拒绝，辛劳就会越来越多。

既然我们已经进入了主题，那么我要告诉你，在众多优点中有一个基本的优点，那就是不嫉妒，也就是不要把自己的能力拿去和别人的进行比较。

你们同班同学之间的差异并不在记忆力或者是智力上，

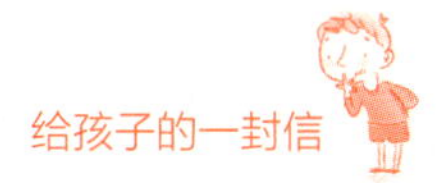

这些方面你们都很发达。

你们的区别在于情感的提升上。

从小就喜欢读书的人和从小就喜欢学习恐龙名称的人，智力是一样的。

喜欢让老师开心的人和喜欢让老师失望的人，智力也是一样的。

所以说，认知本身比认知能力更为重要。

接下来你要知道，在人情世故中，起因永远都不重要，重要的是目标，也就是此刻在你脚下延伸的道路所通往的方向。

在你身后的事情并不重要，就好像自行车后面的那个轮子，虽然它带动着车子，但却根本无法左右前进的方向。

真正重要的，是你操控的前面的那个轮子，它决定着是带你去喝杯咖啡还是吃个冰激凌。

你可以去任何你想去的地方。

它对未来也很重要，也就是你未来那些抑制不住的愿望。

如果你喜欢读书，那以后就读书。

如果你喜欢学数学，那以后就学数学。

如果你喜欢跳舞，那以后就跳舞。

你的梦想最终都会变成现实。

如果你想继续乖巧、安静地坐在那把椅子上，并不赞同我作为老师或家长的期望，那你马上就可以做到。

如果你想去学习 4 种语法名称，就像学习神奇仙子和神奇宝贝的名字一样，你也可以马上做到。凭借愿望的力量，你甚至可以超过那些看起来好像更聪明、记忆力更强的人。

有人认为，并不是基因决定了我们，而是我们决定了基因。表观遗传学[①]认为我们的信念和目标有利于修改人类基因库。

听到他们用科学道理来解释我们的小感觉，还真是挺有趣的。

最后，我要给你讲一个关于信念和科学的小故事。

从前有一只熊蜂，它是那种个头很大、毛茸茸的蜜蜂。

① 简单来说，表观遗传学研究的是环境可能会导致的基因表达的变化。——译者注

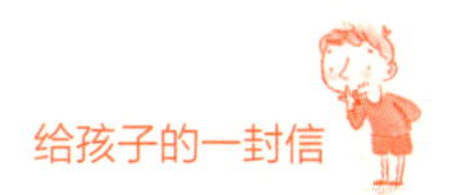

科学家们看着它说："可怜的熊蜂，它的翅膀比身体小太多了！从科学上来说，它肯定飞不起来。"

但是这只熊蜂听不懂他们在说什么，它拼尽全力，然后飞了起来。

它真的很调皮。

亲爱的孩子，你要好好听我说话，不要挥动你的手臂来学熊蜂，甚至还想着趁机溜走。

你和它一样调皮。

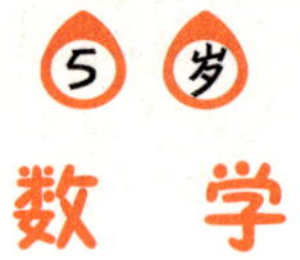

数 学

亲爱的孩子：

你现在 5 岁了，再过不久，你就要上小学了，趁现在还不算太晚，让我来告诉你数学是什么。

坦白来说，数学是一个幽灵。

人们都知道，幽灵是不存在的。但有个孩子曾经告诉我，数学就和幽灵一样可怕，让人起一身鸡皮疙瘩。

等再过 1 年，你去上学时看到同学们在面对数学时那害怕和伤心的样子，就更容易理解了——在大多数人眼里，数学就是让人害怕的幽灵。

但同时，你也会看到另一些同学露出了自信的微笑——他们从来都没有把数学当作一件可怕的事。就这点来说，他们可真厉害！

他们每时每刻都在问自己：应该去哪儿探寻这神秘的数学呀？因为对于他们来说，数学只不过是一个接一个的小把戏。

是呀，聪明的人是很棒，但是当他们嘲笑那些真正付出努力的人时，也挺讨厌的。

聪明的人也是狡猾的人，因为在解决问题和计算时，他们会用一些和数学毫无关系的技巧。

现在，科学文献也认可了这类“使用小聪明”的方法，将其称为“解题策略”。

对我来说，我更喜欢把它们称作“狡猾的小把戏”。

我有一位邻居是汽车修理工，他总能想出一些天才般的办法来修理好一辆车，对他而言，这些办法都只是些“小花招”。

我们家的水工总能处理好那些别人无法修复的故障，在他眼里，这些故障都是“小菜一碟”。

小学生们也用自己“狡猾的小把戏”来解决学习上的各种难题。

我也一样。在解决问题时，比起按照思路的“标准解法”，我更喜欢使用“小聪明”。

事实就是如此，亲爱的孩子，你假装在看着我，但实际上在走神呢。现在让我们聊聊问题的核心吧。

我会向你解释“数学”这个词有多么的模糊不清，让我们从一个小例子开始说起。

好好看一看下面这些小球吧。

你会说总共有 6 个小球，对不对?

实际上，它们只是 1 个小球、1 个小球、1 个小球、1 个小球、1 个小球、1 个小球。

"6”只是任意一串连续的数字中的 1 个，你就像记住一首儿歌一样记住了这串数字（1，2，3，4…），然后数到该停的时候就停了下来。

数字 6 其实并不存在，就像我们并不是一个共同体。

我们每个人都是独立存在的，每一个人都有他自己的价值。

没有人喜欢自己被称作 6 号。

大家都希望自己能被称作 1 号，他们会抗议说："为什么我是 6 号呢？是谁规定的数数要从左往右数呢？”

这就是第一个小把戏。

只存在数字 1。

整个世界都是由同一种物质重复结合而创造出来的。

对于通过一首儿歌来数数的数学家，你还会相信他吗？

怎样才能用一首简单的儿歌建立起一门学科呢？

和其他的东西比起来不算什么，因为它只是在不停地重复这 10 个相同的数字。

关于算数也有些好玩的事。

据说，爱因斯坦和一些最杰出的科学家们几乎是不会算数的，他们的成功正是因为他们没有被这些语言的小把戏所迷惑。

“数学”这个词其实毫无意义。

就像我之前告诉你的我第一天上学时见到的那个上课铃一样，语言都是骗人的把戏。

那么老实说，为什么之前你会说有 6 个小球呢？

也许是因为你看到了最后 1 个球和前面 5 个稍微分开了一点。

其实，你在不知不觉中就用上了小把戏。

我们往往都会这样做。

现在再好好看看这些小球吧。

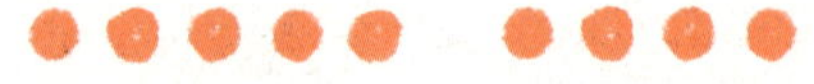

你觉得是 9？

你觉得对吗？因为差一个就够 10 个了。

那这些呢？

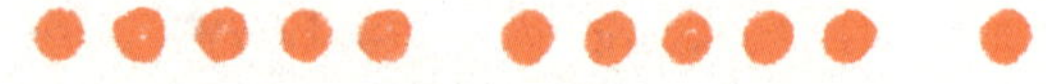

11 个？对，因为你看到 10 个之后还剩下 1 个。

使用这些把戏时，就连“数量”这一概念也随之消失了，就好像在统计了一大堆数据后，电脑还没有保存结果就死机了。

这都是些理论的玩意儿……

现在让我来好好地给你解释这个“数学幽灵”的概念。为了讲得更清楚，我会画一张图。既是为了让你听得明白，

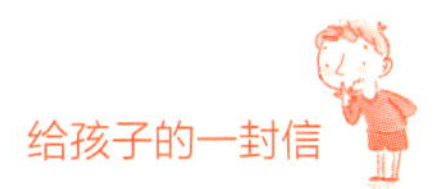

也是为了让我讲得易懂，因为比起文字，我更擅长用图片来进行讲解。

你看：

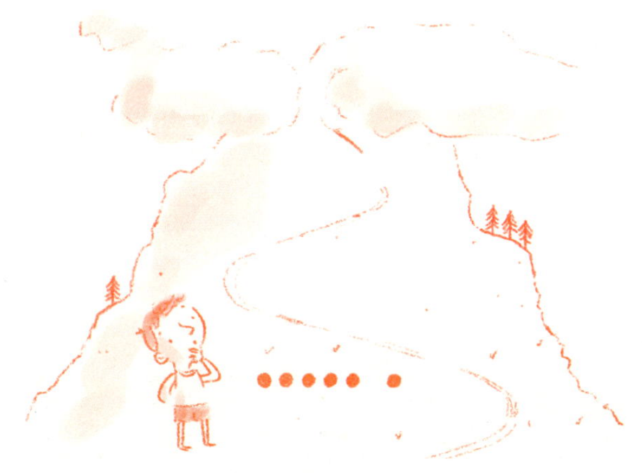

这就是你明年上学后将要面临的数学“高山”。

而你就是我画的这个站在山脚下的孩子。

如果你站在山上看下面这些小球，不用1分钟你就可以得出答案。

你都不用一个一个去数，就可以立刻说出：“我看到了6个小球。”

好了，现在有了这些小球和一些儿歌里面的歌词，你可以进行心算了。

再来看看下一个例子。

●●●●● ●

你可以这样算：把最后的小球拿掉，6 个就会少 1 个。

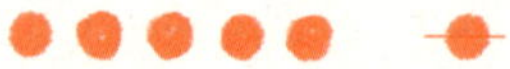

●●●●● ~~●~~

或者你还能这样算：把左边那 5 个小球全都删去，6 减 5 也是 1，连数都不用数。

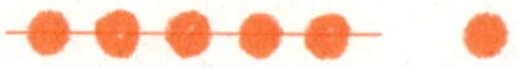

~~●●●●●~~ ●

再看另一个例子。

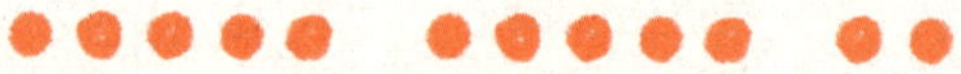

●●●●● ●●●●● ●●

在做 12 减 5 的算术时，你可以直接把中间那一组的 5 个小球一起删去。

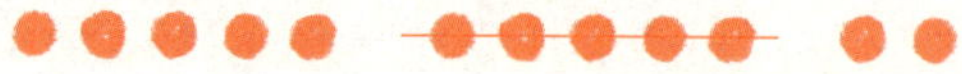

●●●●● ~~●●●●●~~ ●●

所有的心算都是这样进行的：你需要掌握一些窍门，

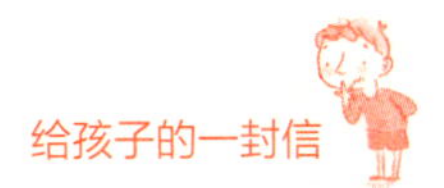

这样你就不用一个一个地去数这些小球了。

因为心算的优点就在于它突破了一个一个去数的方法。

由于我们很难在脑海里呈现出 3 个以上的小球，所以每次在做计算的时候，就需要使用另一种方法。

我们都试图寻找这种方法，但在任何书中都找不到相应的介绍。

现在你已经掌握了上面的例子里的 3 种算法，接下来只要你能坚持探索新的算术窍门，你就可以进行其他各种计算了。

既然已经学会了，现在你就可以回家啦。

不过，半路上你会被另一座“高山”上的老师叫住。

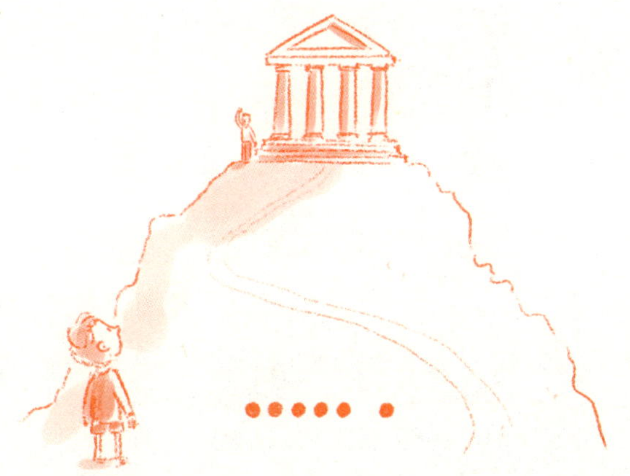

"喂！孩子，你在做什么呢？你现在还不能回家！心算学得快不代表你就可以提前放学了。来这边，我来教你，因为数学正是从这里开始的，我得跟你解释什么是真正的数学，忘掉那些没用的小球吧。不然你觉得学校是干什么的？你是交了学费的，更不要说学校还得履行义务教育的责任呢。"

他还会说："好了孩子，既然现在你已经到这儿了，我们就用正确的方法重新开始学习吧。我会马上带你进入数学的殿堂，在那里你会发现，原来数学并不是你之前以为的小球算术问题，而是一些关于数字的概念。

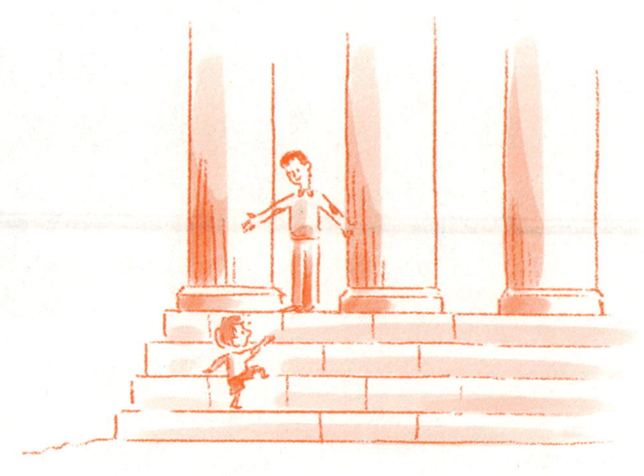

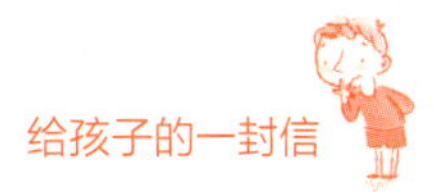

"下面我会给你介绍十进制系统，以及我们常常会用到的神奇的‘0’。

"但不是一次学完，因为学习数学需要循序渐进。

"这周我们来学习数字 1，下周学习数字 2，下下周学习数字 3，直到学习数字 9。

"在学数字 10 之前，我们会先停下来，我会给你讲解个位到十位的变换，以及数字 0。在你能理解什么是数字 10 之前，还得学习好几个月呢。

"如果你聪明又认真的话，你就能在 6 个月内一下子学到数字 20 啦。

"不然，如果数学真的是那么简单好学的话，你也就不用来学校了。"

亲爱的孩子，你现在还在上幼儿园，但你要答应我，以后你一定不要听信这些老师的话，他们都是疯子。

他们总说些毫无道理的话，总想显摆自己有文化，也许正是因为这个，他们才不喜欢你。

他们主张学习数字，就想了一个坏主意来防止你学得太快。但我要清楚地告诉你：心算与数字无关；心算是客观且独立的。从数字的角度出发来解释心算，其实是一种概念的混淆，是一件错误的事，因为在发明笔算之前，心算就已经存在了。

学校在这些老师眼中是这样的：

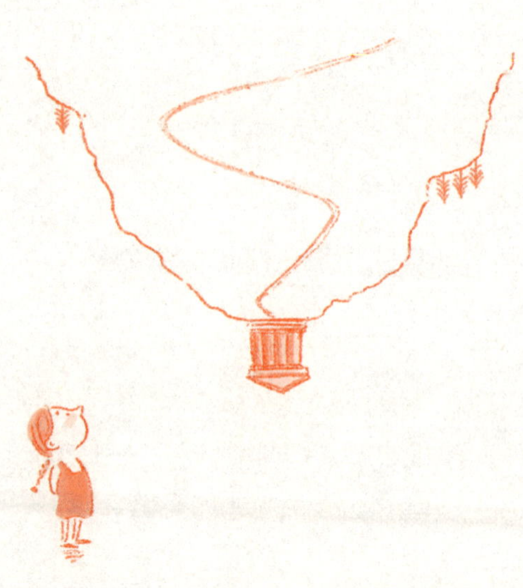

他们把数字 0 设置在学习的起点。

这或许是想要跟你解释什么是 0。

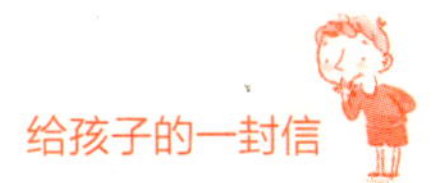

但是自然数里也不包括0[①]。我们通常都是说"10""100""1000"，并不会提到0。这些词源自拉丁文的decem，centum，milia。

那些总是想着0的老师应该为自己给学生带来的痛苦负责。

他们在谈论完0和数字之间的转换后，还能回到谈论数量上来吗?

这就像是要把已经烤好的面包重新还原成水和面粉。

之后的几个月里，他们都会一直使用相应的缩写代号"u"和"da"来讨论个位数和十位数[②]，你会感觉相当疲倦。

想想看，在某段时期，数学计算被重新命名成了"数理逻辑"。

那时，人们经常把"逻辑"一词挂在嘴边。

幸运的是，在1985年，简单的"数学"一词被重

---

① "0是否包括在自然数之内"是个有争议的问题，目前，我国中小学教材将0归为自然数。——译者注

② 意大利语中表示个位数的单词为unita，缩写代号为"u"；表示十位数的单词为decina，缩写代号为"da"。——译者注

新使用。

但是，书本总是讲述关于数字的历史，而不是关于小球的具体数学描述，甚至在给小孩子们看的书里也是这样。这并不是数学。

心算是简单而原始的，它和那些小球的画面一同展开。

我的爷爷几乎不会写字，算是个文盲，但他却是心算的天才。

那些逃学去集市的孩子们的心算能力也都很强。

对他们来说，把 100 块钱平均分成 4 份很简单。他们不需要进行任何数学运算，只需要先对半分，再对半分。

总之，心算根本就与数学无关。

现在你明白了吧，亲爱的孩子。

以后你去上学的时候，要注意多使用已经掌握的方法，不然这些方法就会离开你。

你要相信自己最初的理解和认知。

你只需要思考山脚下的小球，而不需要往山顶上看。

你要保持谦虚的态度。

必要时，你也可以使用数字，但是记住不要过多地思

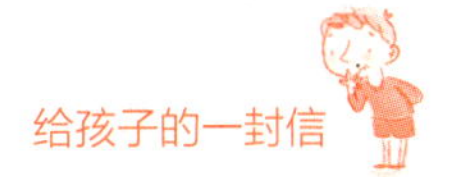

考它们的起源。你可以把它们看作可以改变的标签，和其他代码（比如拉丁语或条形码）一起使用。

你要保护自己不受“数学幽灵”的侵扰，也就是说，你要更关注现实的生活：

没有人会在注视天空的时候看到数字，也没有人会在走过草地的时候被数字绊倒。

有些老师会教给你关于数字的观念，也就是一些不实际的理论，而如果你发现了理论的漏洞，他们反而会说你没有数量概念。

这么说来父母也有些偏执，有时他们会让你练习写数字，因为在他们心里，会写数字看起来很厉害。

在你还没有被这种叫作“抽象数字”的“病毒”感染之前，我先来给你打一针“疫苗”。

看看你的双手：

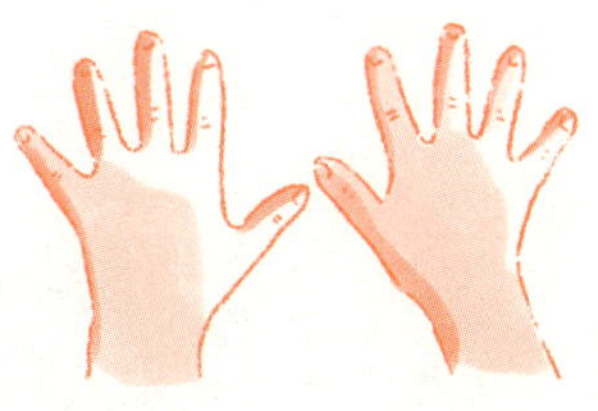

这正是理解的正确途径。

看着你的双手，它们是我们收到的礼物，是一台神奇的“电脑”。说它们是电脑，是因为每根手指都可以移动，同时又可以都待在原地不动，可以和电脑一样产生由开和关组成的二进制代码。

打个比方，如果每根手指是一个比特，那每只手差不多就是一个字节，也就是一个由比特结合起来的同步运作的系统。

我们可以用不同的方式来表示“6”的概念：

比如这样：●●●●● ●

这样：● ●●●●●

这样：●●● ●●●

这样：●● ●●●●

第 1 种方式是最标准的，第 2 种正好是把第 1 种反过来的，第 3 种是对称的，最后一种是不对称的。但是只要能让你理解，具体用哪种方式并不重要。无论哪种，你看到后都能自然而然地说出小球的数量，并且不需要去计数。

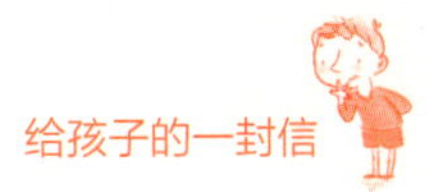

现在我们暂时不管小学阶段前 3 年的教学大纲，先来看看下面这张由 100 个小球组成的表格，它看起来像个衣柜。

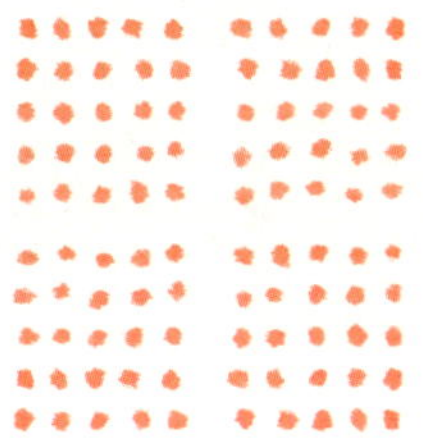

如果我们把这些小球都替换成 1 分钱的硬币，那么我们一下子就能学会关于钱的数量概念。而把这些硬币都粘在纸上，也只不过花了我 1 块钱。

不必纠结个位和十位，我们就能知道什么是 1 块钱；什么是 1 分钱；什么是 5 毛钱；什么是 100 中的 1 个，也就是“百分之一”。

我们在不知不觉中，已经用上了百分数和分数。

我们谈论的都是日常生活中的事物，通过这些小事物，可以推出大的事物，因为大恰恰是小的延伸。

我们完全可以扔掉小学前3年的教学大纲了。

我会让你远离那些背叛自我认知的大人。

但我们也要体谅他们，他们不过是随大流罢了。

真正的数学其实就在你用的奶瓶里，这个我之后再跟你解释。现在你要做的就是享受上小学前的最后一年自由时间。

6 岁

学 校

亲爱的孩子：

现在你 6 岁了，快乐得像一只小鸟，而且已经准备好去上学了。但我得告诉你，你要去的究竟是什么地方。实际上，你就要被关进“笼子”里了。

但你也别害怕，那是一个非常漂亮的“笼子”，每天最多也就关你 8 个小时。

每天“笼子”的门都会打开，你可以重获自由（回家），不过第 2 天必须再回来，把你的名字填在电子登记表里，不然你可就要惹上麻烦了。

我来给你讲讲匹诺曹的故事，他和你一样，可喜欢上学了，他觉得学校是世界上最美好的地方。

那是一个冬日，遍地是雪，冰冷刺骨，不过匹诺曹并没有感觉到冷。

他一点都不觉得冷，因为他正紧紧地抱着他的新课本呢，这可是爸爸用自己唯一一件大衣换来的。可怜匹诺曹的爸爸，他正穿着单薄的衬衣发抖呢……

匹诺曹十分渴望学习，他在小脑瓜里幻想：今天我就要学会认字，明天我就要学会写字，后天我就要学会算术，这样我就能完成义务教育阶段的学习啦！

他已经做好了学习计划，忽然听到远处有音乐声，又是吹笛子，又是敲鼓。于是他改变了方向，心想：反正上学的日子长着呢！

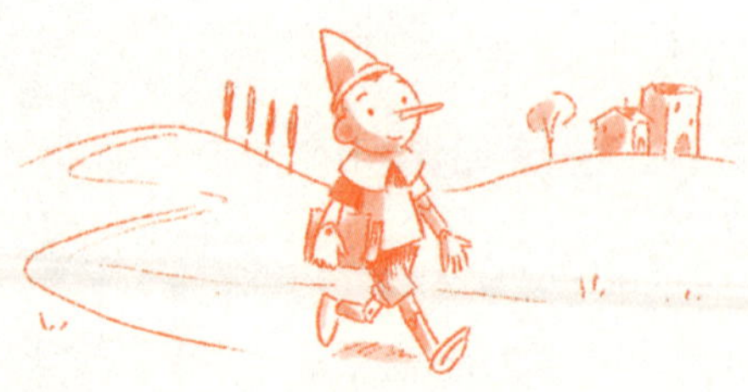

匹诺曹去看戏了，并从此开始了他所有的奇遇。之后，就像最后一章里写的那样，匹诺曹在集市上自己买了一本

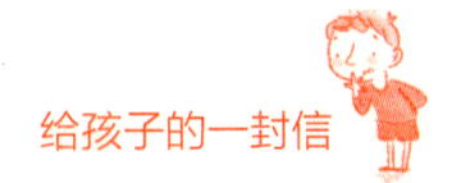

没有封面的书，随便翻了翻就学会了识字。

要我说，匹诺曹可真棒呀，他逃离了一个陷阱。其实学校根本就不是在教你读书、写字和算术，而是在给你一点点地灌输相关的思想观念。你之前的期待都白费了，因为短期之内你都回不了家了。

亲爱的孩子，你现在对学习十分兴奋，但我也要告诉你，你第一天去上学的时候，学校会为你开一个欢迎会，这个欢迎会甚至可能会持续一个星期之久。

这个欢迎会是在告诉你，学校里的老师们都很高兴能见到你，甚至还想在他们的办公室里“招待”你。

"可是为什么你们会想给我开一个欢迎会呢？”你会疑惑地问。

"我来上学就已经很开心了呀。我不能比这更开心了，我怎么才能把我的开心表现出来呢……难道要大喊大叫吗？”

我来告诉你原因。他们在小时候也上过小学，所以都清楚地知道要做些什么。

他们会告诉你上学是一种权利，但这其实是个语言陷阱，就像我之前提到的“上课铃”那样。这种权利意味着，你得早早起床，穿上校服，在教室里一坐就是几个小时。

当你经常听到某个词的时候，你就要怀疑它是不是一个语言陷阱了。

因为事情往往不会像它表面看起来那样好。

但你也不能总是批评这批评那，否则你会讨人厌的。

你不可以随意评判别人。你应该认真地观察世界，才能明白自己的渺小，要保持谦虚。

你要保持心灵的单纯，做好自己要做的事，远离丑恶的人与事。

你要和大家好好相处，要学会忍受那些学校里的大人，他们比你强壮，还给你安排了无穷无尽的课时。

刚进学校时，对你来说最重要的是：学习怎么一分钟一分钟地熬过上课的时间，你还不能分心去想下课铃什么时候响，否则，被老师发现了，你就要挨批评了。

你要接受自己“囚犯”的身份，但要保持心是自由的，你已经知道了外界的事情并不重要。

即使是在牢笼里，你也可以是自由的，因为你用来认

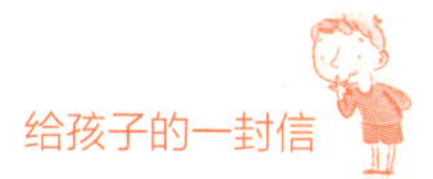

识世界的情感一直都完整而丰富。

无论你遇上什么样的老师，你都要接受，毕竟你不能随意挑选他们。

你也可能会遇到一些非常优秀的老师，就像我曾经遇到过的一样。

如果遇到的老师并不是很优秀的话，那你就有机会锻炼自己面对挫折的能力了。

你会变得越来越坚强。

下面这条原则你得牢牢记在脑中。

不管遇到什么样的老师，你自己要一直做个善良的人。

善良是一项义务，而优秀是一种可能，只有善良的人才可能变得优秀。

但善良不代表言听计从，而是对一切都持有开放和包容的心态。

我再跟你好好讲讲上小学第一年会发生什么。相信我，你会一点一点爱上学习的。

学校的教学大纲会把学习内容分成一小份一小份的，

因为你还小，你的学习能力是有限的。

这些小份的学习内容都设计得非常贴心，每次都能让你学到等量的知识。这个过程就像在给你播放一部 100 集的电视连续剧，你还小，所以每天只能收看一分钟。然而当老师们要给你讲解什么东西的时候，他们却会不停地说，这也是因为你还小，更容易接受。

这就叫作循序渐进（按照一定的步骤来学习）。而且，为了让你彻底理解这些知识，他们还会让你反复看各种不同的片段。

如果他们发现你眼神游移，就会说你上课时注意力不集中。

但我知道你当时想做什么，你是想找电视遥控器"换台"。

这种寻找注定是没有结果的，不过你还能做很多别的事情。

你可以把铅笔放在橡皮上面，以橡皮为支点，试着让铅笔稳稳地停在上面，这样你就能明白"杠杆原理"了。

又或者，为了打发时间，你可以多多观察教室里的窗帘和上面的褶皱，把它们想象成阵阵海浪。

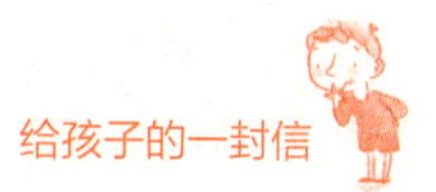

这种对趣味性的小事物的学习，可以培养一种能力，也就是耐心。这是学校的教学大纲里面没有的。

在你进入中学后更容易体会到这一点，你可别想着才上学几年就能解放。

但你也不用害怕，这些不完美的事物不会对你造成什么不好的影响。反过来说，如果一切都很完美，那这个世界才是真正的危险呢。

你可以把自己看成是一头可以驮任何东西的小毛驴。

这个比喻不是在瞎说，在过去，身为农民的母亲们就是这么对她们的孩子说的。这是一种心理准备。

她们牵着孩子的手从田地里回来，在路上说：

"亲爱的孩子，明天你去上学的时候，会遇到很多比你更机灵的小朋友，他们活泼好动，会非常积极地回答问题。但你不要担心，你就把自己看成是一头小毛驴。你可能走得慢一些，但是你有耐力，可以走很远的路，最后说不定你还先到呢。而且你要想，上帝骑的就是驴，他可没有骑一匹神气的好马。"

相反的是，现在的家长都说："宝贝，明天你去上学的时候，所有人都会知道你有多棒。”

在欢迎会上，老师们会根据领导的指示站在两侧，欢迎新同学的到来，但在这之后，他们就会组织各种摸底考试，再根据考试成绩来决定今后的教学计划。

你的入学考试是我负责的，得按我的方式来进行。

你去拿一把扫把，让我看看你地扫得怎么样。

只要一分钟，我就能了解你的很多事情。

但是毕竟不能用童工，那我们就一起来玩著名的“扫雷”游戏吧。看看在点到雷发生爆炸之前，你能点出多少个格子。

这样我可以衡量你吃苦的能力，这正是你和其他人之间真正的差别。

但我亲爱的孩子，你才点了 3 个格子就放弃了，你觉得自己已经尽力了，那我也只能挠挠头不说话了。

根据我 40 年的教学经验，我知道需要很长时间，你才能明白吃苦是通往幸福的正确道路。

幸福在山上，在很高的地方。

下面我用这张画来跟你解释。你看：在山顶上，有一

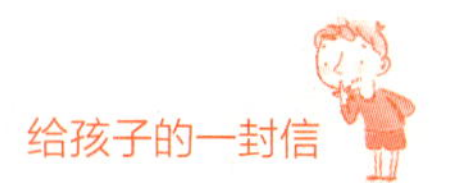

家餐厅，里面已经摆好了桌子。

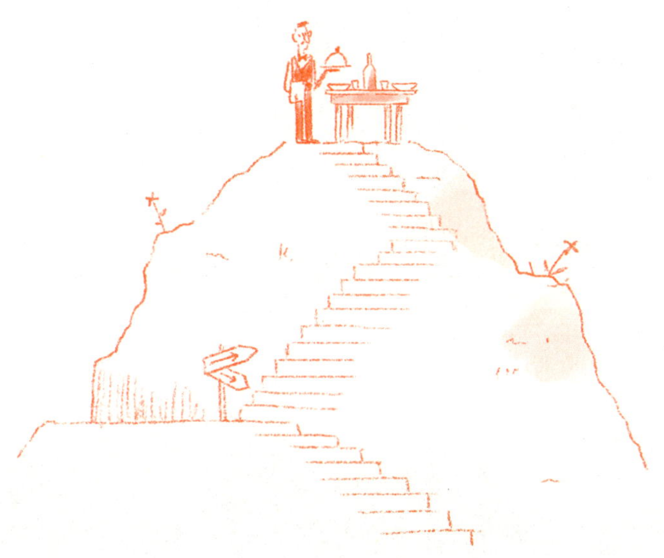

你得选择那条往上走的路，因为那条向下的路会把你带往可怕的地方，之后就算你想回头，也得走两倍的路程了。

而你，亲爱的孩子，你低着头不敢看比你优秀的同学，但你是老师我每天去学校的动力。我们可以一起培养耐心，我作为老师，和你以及你的同学一起努力。他们中有些人觉得自己很聪明，然而一旦真的要做些什么了，他们却立刻退缩了。

父母的宝藏是只属于父母的，他们却依靠这些来移走遇到的每一座高山。你会在我的教室的门上看到一块牌子，上面写着："少壮不努力，老大徒伤悲。"

这是我想要教给你的道理。

我希望你能选择那条往上走的路。

至于在抽象概念、逻辑、因果关系、时间顺序等方面，亲爱的孩子们，你们的认知能力都很优秀。

我不想知道你们是 DSA（特定学习障碍者）、BES（特殊教育需求者）还是别的什么，因为上面提到的那些能力决定不了你们是什么样的人，只有你们自己的想法才能决定你们是谁。

如果你们想要学会四则运算，那么迟早都能学会，因为没有什么能够打败你们坚定的意志，就像在你们任性地耍小孩子脾气时，总能得到你们想要的东西。而你这个戴着小帽子的宝宝，正在为不会算 3+4 而烦恼，但我知道一回了家，你就会马上打开电视，调到 340 频道，因为你知

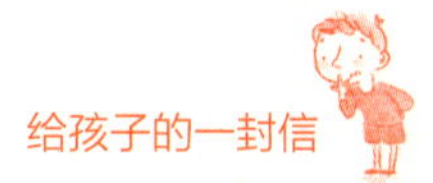

道下午 3 点 40 会播放动画片。

我在学校的工作就是负责改变你们梦境的内容。你们将会梦到自己学会了算数，而不是梦到和怪物们打仗。否则我的工作就没有意义了。

在入学考试后，你们就要开始深入学习空间的概念了，比如上、下、左、右等。

等过了几周，老师们就会用不同的图形来教你们怎么思考。

接着，等过了几个月，他们会为你们介绍工具尺[①]，借助这些尺子，你们就可以把数字和色彩结合起来，小心不要玩得停不下来哟。

但这样算起来好像也不是很方便，而且小朋友们会在课堂上把尺子丢得到处都是，所以学校用算珠[②]取代了它

① 意大利的一种教学用具，这种尺子一般由木头或者金属制成，不同颜色对应着不同的长度和数字。比如，红色尺子为 3，绿色尺子为 7，两者拼在一起与黄色尺子一样长，而黄色尺子上的数字为 10，这说明 3+7=10。——译者注

② 意大利的一种教学用具，通常有一红一蓝两根竖着的杆子，分别代表了十位和个位，可以把珠子串在上面来进行运算。在个位已经有 9 个珠子的情况下，就不用再串上第 10 个，而是把所有珠子拿去，在十位放上 1 个珠子。——译者注

们。不过这也有一个问题，就是小朋友们永远都不知道到底存不存在第 10 个算珠。

不过这两种工具的作用都是一样的：

帮助提高小学生们的认知能力。

而你，亲爱的孩子，你不需要那么在乎人们所说的"智力"，这只会让你和同学们进行无谓的比较。

当你思考的时候，你只需要听从内心的想法来寻找答案。

当你书写的时候，你只需要关注写下的每一个字，不必着急。

你要跳出思维定式，自发地进行思考。

这些都是死板的教学没有涉及的。

现在你快开心地去找自己的座位吧，你的老师已经满怀着爱在等待你了。

快进教室吧，可不要像匹诺曹一样逃学。

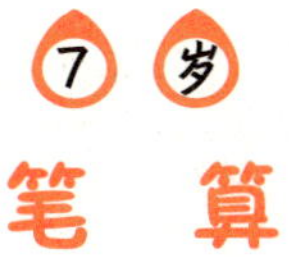

笔 算

亲爱的孩子：

现在你已经 7 岁了。今年你上二年级，那么我就来和你讲讲什么是笔算，它可是把很多小朋友和家长都“逼疯了”。

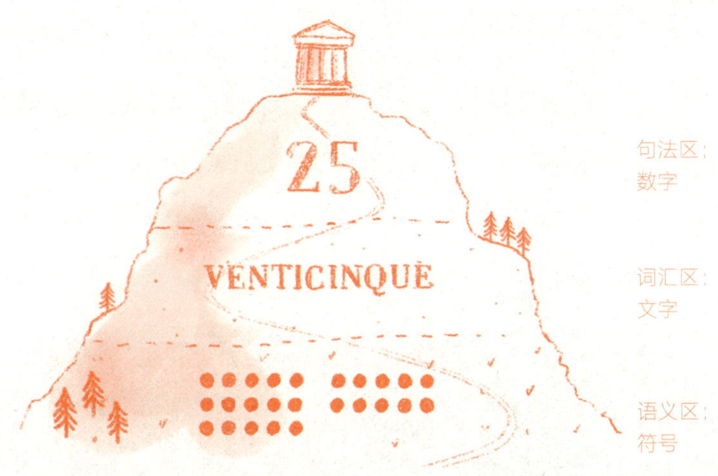

我还是用那个山的故事来跟你解释。

你仔细看这幅图。

据说，山顶的神殿能传承不变的思想，但其实它也才建立了几个世纪而已。

这是一座很快就会消失的神殿，马上你就会知道它的作用。

就像我之前和你说过的，心算是在山脚下用小球进行的，根本不需要写下来。

在古希腊和古罗马，人们都在使用心算，那时他们坚信心算就是唯一的算术方法，之后所有的数学也都是由心算发展出来的。

一旦涉及的数字变得越来越大，那麻烦就来了。

于是人们需要一种更方便的计数体系，可能是一种机器，也可能是一种数字的新的书写方式，或一种神奇的符号。

阿拉伯数字就这样进入了人们的视野。

一开始所有人都弄不懂这种符号在语义方面的深奥含义，后来商人们最先明白过来，原来根本不用弄清楚这些符号的本质，只需要把这些符号排成一排，再按照严格的

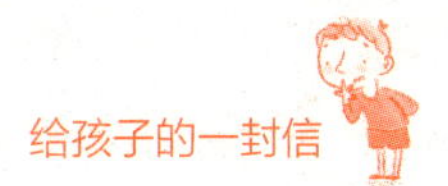

公式进行运算就可以得到结果了，这可真让人惊喜。

这是多么不可思议的发现啊！

这样一来，就连小孩子也能做算术了，计算曾经只是记账员的职责，而他们其实是一群沉迷于计算和自我折磨的孤独的人。

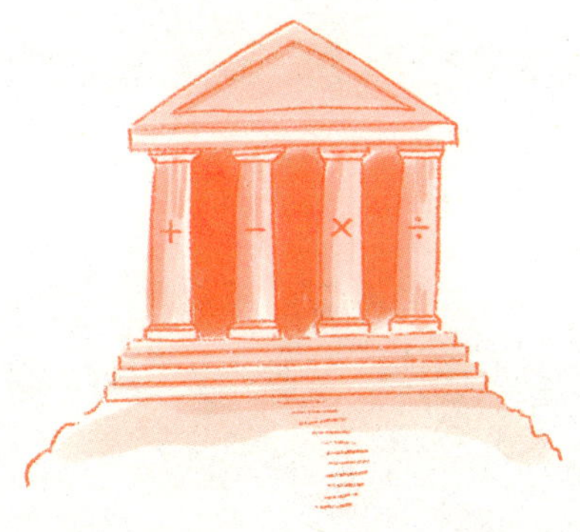

仔细看看这座神殿。在殿前的柱子上，刻着四则运算的符号：

$$+ \quad - \quad \times \quad \div$$

下面我们来一个个地学习这些符号。

第一个符号是“＋”，指的是加法。

如果你要靠自己算出 3246 + 5473 的结果，那可真是太困难了。你得集中精力，发挥全部智力来进行计算。但是用这个新方法就简单多了，你只需要把一个数字写在另一个下面，这样每一列数字的加法都很容易算，用不了几秒钟你就能得出答案。

$$\begin{array}{r} 3246 \\ +\ 5473 \\ \hline \end{array}$$

按照这个方法，所有的计算都一下子变得简单了，你也没什么发挥的余地了。计算结果很快就能得出，写在最底下那一行就可以了。你是不是想说："这些都是小意思。"

不只是加法，其他的运算也同样简单。其实这数学神殿并不是一座神圣或是智慧的神殿，而是一座懒惰的神殿。

真正聪明的不是使用这些运算方法的人，而是发明它们的人。

下面来看看减法。

如果你要心算 7875 − 2422 的结果，那可真是个大挑战。

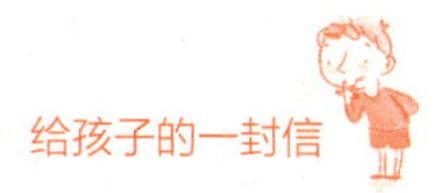

但如果你把一个数字写在另一个下面，每列数字分别相减，就能毫不费力地算出答案。

若你对数学知识之间的关联性并不感兴趣的话，那我可以省下很多解释的时间。

承认吧，只要能快点把数学应付过去，你就开心了。

当然，减法也不总是这么简单的。因为有时上面的数字会比下面的小，这种情况就得从前面一个数字借一位。

是不是很有趣？出于慈善之心，数字之间也会不计利息地发放贷款。

这一切都是为了维持社会的友爱精神。

减法是四则运算中最奇怪的。

有的老师巧妙地用借钱的小故事来加深孩子们对所学知识的印象，让他们把自己当成那些“贫穷的”数字，从而明白要多行善事。这可真是一举两得。

但其他老师不喜欢这种趣味性，他们想要恢复数学的尊严，想要逼迫学生们进行反思。

于是，他们让学生在每列数字上方，用 3 种不同颜色的笔标注百位、十位、个位。这弄得家长们很心烦，因为他们总要帮孩子买新文具。

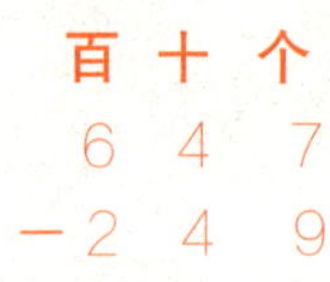

然后他们又用小球做示范，以便让学生们明白数字之间的转换。

他们试图恢复数学运算的定义，但是这样做激怒了所有人，因为人发明数学运算原本就是为了免受数学折磨，尤其是对那些心算能力不强的人来说更是如此。

使用“个”“十”“百”这些符号是不合理的，这样会严重拖慢计算的进程。孩子们写下了这些彩色的符号，在运算时又得小心翼翼地不去看它们。

因此，必须用政府命令来禁止使用这些符号。

老师们循规蹈矩，在教科书的指导下使用这些符号。这样在他们需要用学生已学的符号向学生解释新符号时，就可以省去很多麻烦。

既然老师们都忽视心算，那么他们自然就很重视笔算，这也是他们经常选用的计算方式。

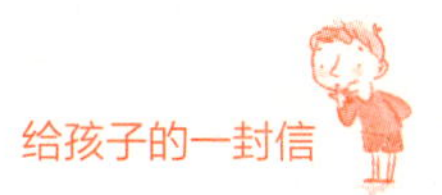

由于还存在其他更加方便的计算方法，比如把减法中较大的数字放在横线下面，并且在横线上空出一行，这样就把减法转换成了加法，只需要在空出的地方填入另一个加数就可以得出答案。可以说，借位法的推行其实并不高明。早在500 年前人们就这么计算了，是人类智慧的演进促使了这种方法的出现。

另一种运算叫作乘法。举个例子：

$$\begin{array}{r} 6666 \\ \times 6666 \\ \hline \end{array}$$

人们进行上面这个运算需要差不多一分钟时间。只要知道 6 的乘法口诀，再把每一部分的结果竖着列在一起，进行加法进位计算就可以了。二年级的孩子就能做。

但在这个算法出现之前，进行这种运算需要花费好几个小时。

记账员要先把它拆分为很多小型计算题，认真地在羊皮纸上写下数十个小部分的运算结果。他得把已经算好的部分都整齐地摆放在桌子上，避免一不小心弄混了就得从头开始。在经历了长时间的折磨后，记账员再用心算把所有计算结果合并到一起。这种原始的算法被后来发明的新算法淘汰，现在就连没学过数学的人都会进行基础的运算。

不用再进行那种复杂的计算可真是太好啦！

最后一种运算是除法，是计算方法中最难理解、最折磨人的。

$$56745 \div 38 =$$

首先，我们把被除数分为几部分，从左开始分别套用公式：先对第一位进行除法运算，第一位小于除数不够除，所以对前两位进行除法运算，获得余数，余数和除数相比太小，所以和第三位进行组合再次进行除法运算，获得新的余数，以此类推。

这类复杂的运算最后会让你疑惑，这种分割的方法到底哪里高效方便了？

不过亲爱的孩子，你不用考虑这个，你只需要学会除法运算的这种自动分割法就可以了，它是在阿拉伯数字被引进 200 年后，16 世纪的数学家们努力研究的成果。

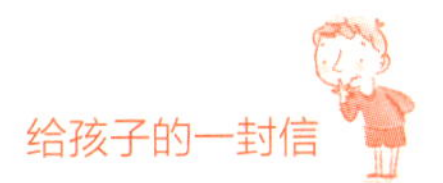

当时没有人能够发明那个正确的公式，直到某个结巴的人[①]发明了一个超越其他人的公式：丹达公式（即退位除法）。

我们今天仍然在使用这个公式。它非常复杂，但是可以帮助我们解开一些几乎不可能进行的运算。

你可以把它看作一张烹饪配方，按照步骤进行操作后，你会获得一份梦幻般的精美甜点。

这种运算对智力并没有特别的要求，只要会套用别人发明的公式就可以了。

人们庆祝这种十进制写法的诞生，是因为它大大提高了人们原先有限的计算能力。

因此学校非常重视这种运算。我也在之前的图画里用一座神殿来代表它。

在这座神殿里，人们可以祈祷获得新的计算工具和计算方法。但这和你被新科技的神奇征服有所不同。新科技就好比一台机器，如果打开它一探究竟，你不会发现它运

---

① 此处指尼科洛·塔尔塔利亚，16 世纪意大利数学家、工程师。原名尼科洛·丰坦纳，因为口吃被人们称为塔尔塔利亚，即意大利语中“结巴”的意思。——译者注

作的意义，而只能看到里面按一定规律转动的齿轮。

真正的神殿是在你心中的：你出生的时候就已经明白了数学的意义，数学就藏在你的一切行为里，不需要用文字或是符号来代替。

通过奶瓶，你就能体验到四则运算的感觉，或者说是它的味道。

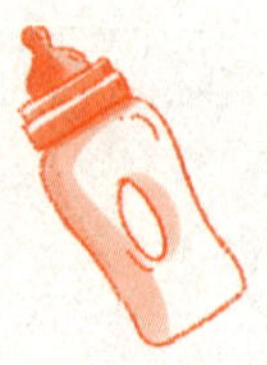

当你看到牛奶变多，就懂得了什么是加法。

当你看到牛奶变少，就懂得了什么是减法。

当你看到牛奶有时变多，有时变少，你就会明白原来数学里加法和减法可以相互转换。

之后，当奶瓶空了，你就知道了什么是0，并且在一生中，在要学习复杂的代数时，你都会以此为依据。

这就是真正的数学。

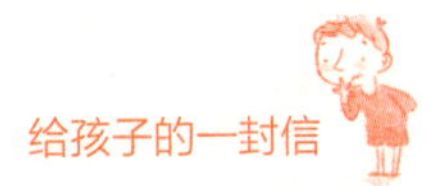

那么，除了作为最初参照工具的四则运算，还要教给孩子们些什么呢？

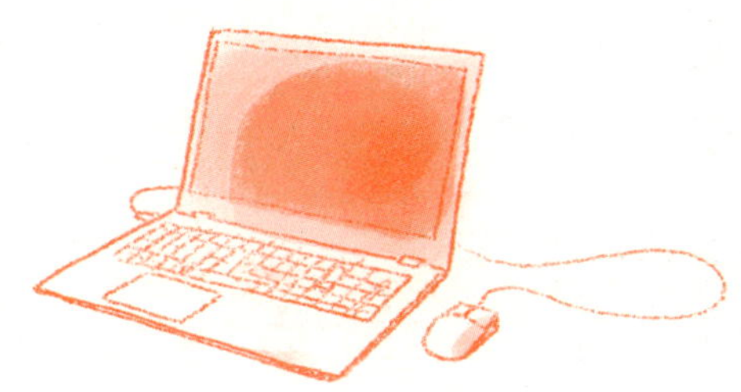

看看你的电脑，它是多么厉害啊。

在Word软件里能够进行的神奇操作包括“剪切”“复制”和“粘贴”。而在1471年于意大利特雷维索出版的第一本数学教科书[①]中，就已经出现了类似的表达。

书中“zontar”一词意为增加，指的就是加法；“cavar”一词意为去掉，指的就是减法；“zontar tante volte”意为增加很多次，指的就是乘法；“levare tante volte”意为去掉很多次，指的就是除法。

如果哪个二年级的孩子浪费时间用小球来解释这些代

① 此处指西方国家第一部印刷本的算术书《特雷维索算数》。这里作者弄错了时间，该书实际出版于1478年。——译者注

数，那他就得挨骂了。

就像是逼你一定要弄清楚手机里的电子零件的工作原理之后你才能使用它一样，这完全没有必要。

孩子们已经学了一年数学，也在新学期的几个月时间里学会了怎么用“二十条”①进行心算，接下来他们就可以不用纠结计算步骤，直接使用计算器来做小学里的所有计算题啦！

因为存在智慧的地方，理解力就是无限的。

相反，研究笔算也是一种锻炼。

孩子们会让你明白，这是人文、科学、真理，这是对自我以及他人的同情。

因为我们每一个成年人在家里都不会进行两位数的除法，或是借位减法，或是三位数以上的乘法运算。

进行3年的笔算练习也已经是很久之前才会做的事情了。

这些运算都不属于数学，而是使计算更加容易的重要

① 意大利的一种教学用具，为五个一组的夹子，每个夹子上标注了一个从1到20中的数字，通常为红色和绿色。——译者注

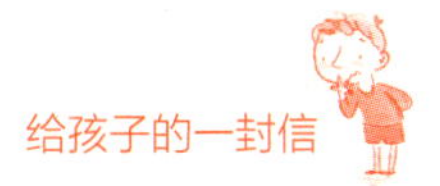

工具，但它们都已经过时了。

我们还是应该感谢发明这些运算的伟人，他们曾经花了很多心思研究运算方法，不过如今他们的成果都被放在了博物馆里，仅供展览，而不再被使用。

心算不仅没有风险，而且还能省下大量的时间和空间来锻炼自己。

以往学校里倡导的折磨人的运算方法应该被消灭才对。

推土机来了，带走了加法和进位、减法和借位、纵列乘法、退位除法，以及包括“个”“十”“百”的练习题。

我们也许会给它们弄一个不错的墓地，大家有空时可以来参观。

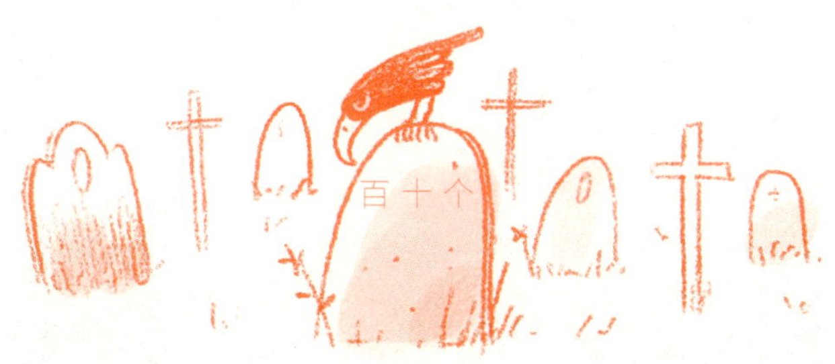

但是你，亲爱的孩子，你不要看不起过去的运算方法，你要明白前人经历了很大的艰辛，付出了很多努力，才为我们找到了真理。

好好想想吧，如果不提升你的思想境界的话，你就什么都做不成。

现在你快回去继续玩耍吧，如果可以的话，去学习吧，学习更有趣哟！

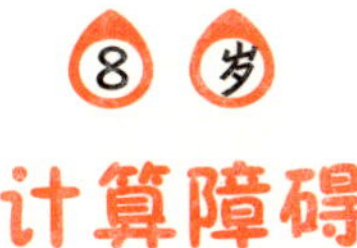

8岁 计算障碍

亲爱的孩子：

现在你已经 8 岁了。今年你上三年级，最近这段时间大家经常说起计算障碍，那么我也来和你讲讲它到底是什么：它是大人们给失败找的借口。

在专家们口中，计算障碍是孩子天生对数字不敏感，也就是认识数字却不会计算。

就像他们想要帮助的那些有计算障碍的孩子一样，专家们自己也会根据数字的不同用法提出很多问题，并在大脑里思考答案。

有计算障碍的孩子的大脑中有另一个虚拟的世界，这就是为什么他们会斜视和走神。因为放弃了之前说的使用小球的方法而最终被数字绕晕的是那些专家们，而不是那些孩子们。

我问过一个去专家那补课的小朋友：

"当你听到我说'30'，会想到什么？"

"我会想到数字3和0。"

"好的。那么如果我说'家'，你又会想到什么？"

"我会想到墙壁、窗户、屋顶。"她好像被我可笑的问题逗乐了。

"那为什么你想到的不是家这个字的拼音呢？"

这就是现在普遍的情况。

可怜的孩子，老师和妈妈向你强调了太多次数字了。

但你也要懂得倾听自己内心的声音。

亲爱的孩子，你要学会尽量不去想数字。你得回到先想到小球的状态。

但小球也并不是数学的本质，你需要的是学会自己去布置这些小球。

对于现在的普遍情况，我很不满意。

让我跟你说说艾玛的故事吧。她和你差不多大，却因

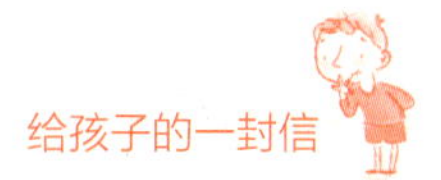

为相信了别人的话而让自己的想法变得混乱，这也可能会发生在你身上。

艾玛 6 岁的时候，她特别开心，因为她要去上小学了，她学会了怎么算 3+3 和 4+4，觉得算术只要数数手指就行了。

艾玛开心极了，她蹦蹦跳跳地想去找老师，想要告诉老师自己有多爱她和数学。

她还幻想过，如果自己以后也能教一门这么有趣的学科，那会是多么美好的一件事啊！

上课的第一天，老师问她：

"这是几？"

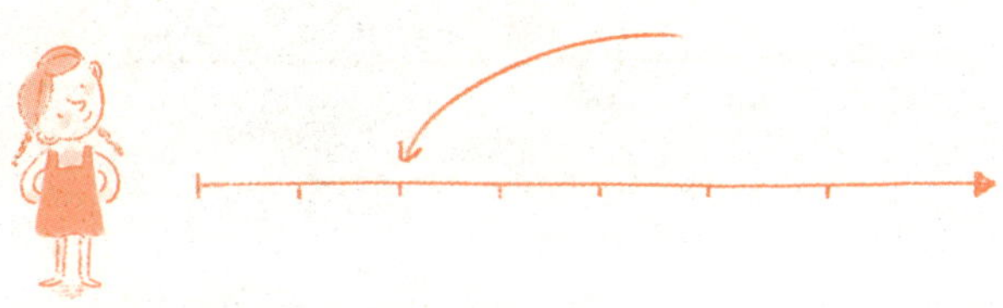

"老师，这是 3。"

"不对！" 老师对她的错误感到惊讶，让她再仔细看看数轴下面的数字。

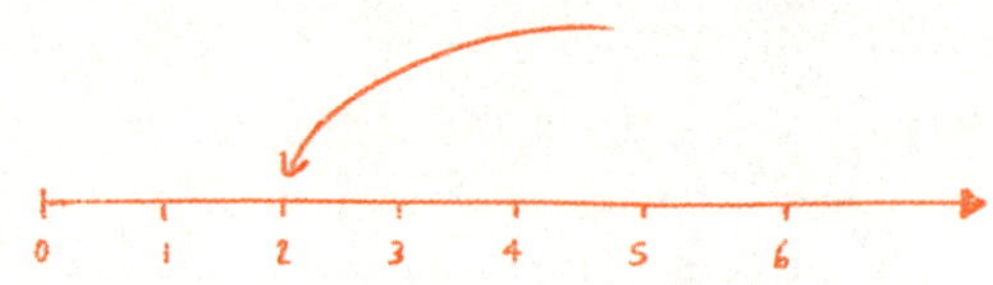

"哦不，真糟糕，我竟然一上来就答错了！"艾玛说。

接着，她开始思考自己哪里错了。

突然她想到：啊，我懂了！在学校里不用管那些点，这里说的数字是看从一个点到另一个点需要跳几下。这么说，数字 3 就是从 3 的点到 4 的点需要跳的那一下？就像这样：

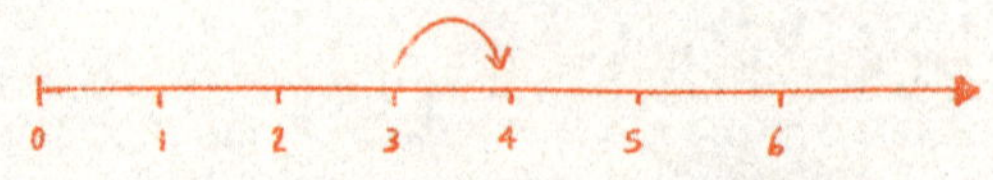

或者指的是 2 和 3 之间的这个间隔吗？

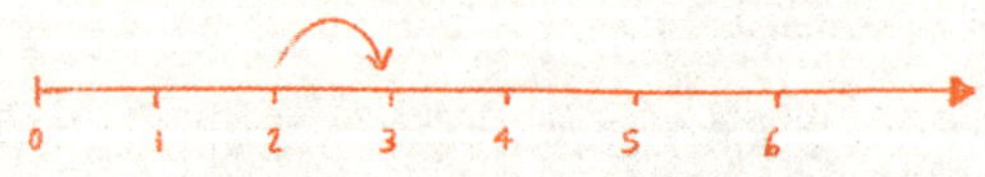

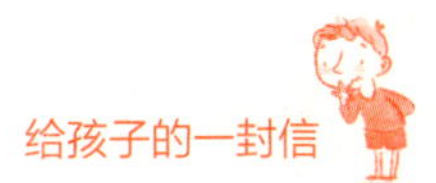

我搞不清楚了，到底是前面那个点是 3，还是后面那个点是 3 呢？

当我计算 6 － 3 的时候，我更不知道该怎么办了。我该从哪里开始呢？

其实我知道答案，但是有了上次的教训，我已经不敢相信用数手指计算出的结果了。

要不这样，从现在起，手指就是边界，数量就是手指之间的缝隙。

我开始努力地用铅笔代替小兔子完成所有跳跃。

现在我已经很小心地跳了 6 下。

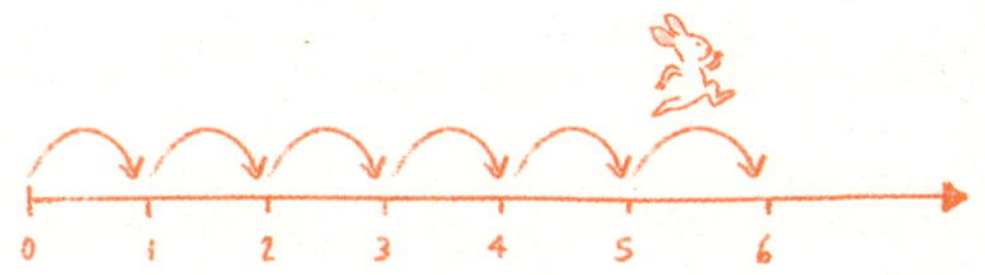

我还要往回跳 3 下。

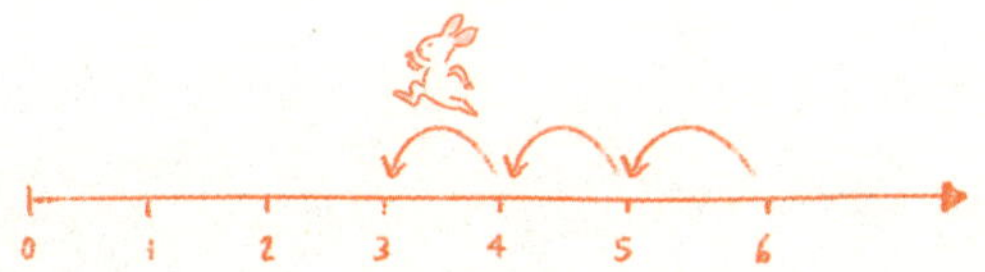

完成啦！我已经往回跳了 3 下，碰到标着 3 的点。这说明还剩下三次跳跃，因为我的铅笔已经经过的地方是不算数的。

在跳跃的时候，我永远都搞不清楚到底应该数出发的数字，还是到达的数字。

真痛苦，我一点都不会。

妈妈也已经察觉到了我的困惑，她非常担心。她带我去见专家，想要帮帮我。据说好像因为什么神经问题，我天生就对数字不敏感。

还好专家们帮了我很多，他们诊断出我确实有些不同。

这下妈妈安心了。她安慰自己说，这种情况偶尔是会发生在特殊的人身上的。

就连我自己也感觉好多了。

亲爱的艾玛，要我说，所有把 0 放在数轴起点的书都应该从孩子们面前消失。它们应该晚些出现。

其实只需要画一行小球，所有的问题就都解决了。

你很快就能认出数字 3。

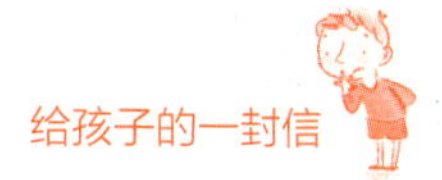

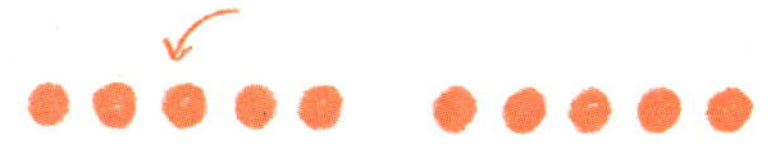

它就在这，在第一组五个小球的中间。

但这样你就学得太快了，其他的小朋友会觉得自己很没用的。

你不用管起点的"0"，专家们已经准备转向研究"10"里面的那个"0"了，但也无法忽略掉起点的那个"0"。数字"0"很委屈："我是无辜的，我和起点的那个阿拉伯数字没有关系！是它把所有的小球都变没了，是它毁掉了学习的快乐！我是巴比伦数字，我和它不是亲戚！"

我们到底应该关心些什么呢？实际上这些专家只在乎自己，他们一直都很出色，从小就习惯了一次次看到那些听老师话的同学的失败。

他们支持使用数轴（连续的数字表示）这种荒唐的计算工具。在数轴上，数量就是两个记号之间的间隔。

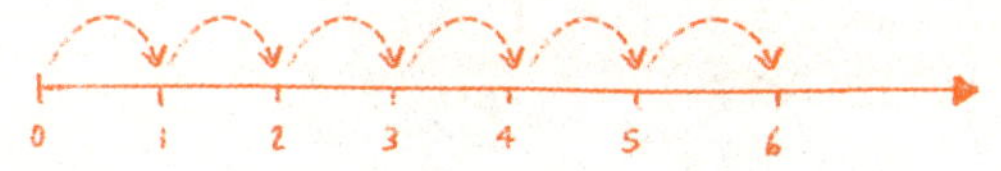

在现实世界中，数量却是两个间隔中间的点。

●●●●● ●

这很容易理解。

在听我说话的孩子，现在你已经被带入了大人的世界，可不要被他们骗了。

为了获得不可告人的满足感，他们是可以让所有人都受尽折磨的。

他们喜欢耍小聪明，并且总能成功。

亲爱的孩子，你要学会像大人一样，能够照顾好自己，比如学习心算的时候，你可以看看自己的双手并使用类比法。

我建议你借助教学用具“二十条”来开启心算的学习，它是这样的：

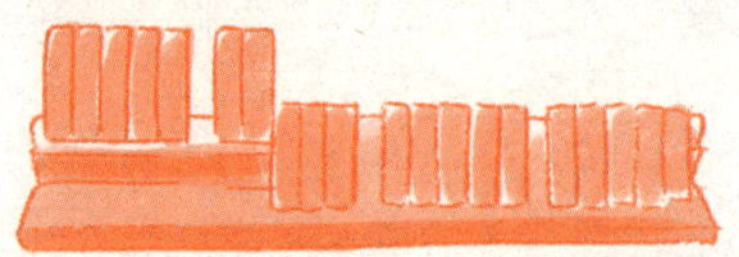

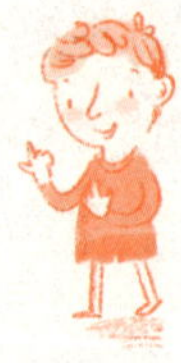

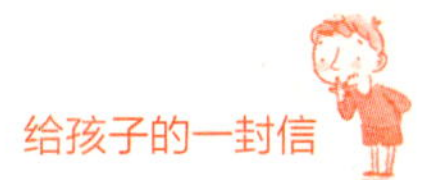

它像 4 只手一样，可以保护你和帮助你，可以让你逃离专家们的谎言。小条块就像是手指：他们组合在一起，可以单个抬起来，也可以单个收回去，从而给出开和关的信号。

每 5 个小条块是一组，这和每只手有 5 根手指一模一样，可以说相当于一个字节，也就是由 5 个比特合成的一个视觉教学系统。

总之，你会拥有一个神奇的数据处理器，仅仅用 20 个物品，它就能在一瞬间生成数千种可识别的组合。

对于那些只学习概念的人来说，这个处理器是件不可思议的东西。

有“0”的数轴是导致计算障碍的原因之一，因为在心算中它并不存在。

为什么心算需要在脑子里留下字迹呢？字迹应该出现在笔记本上。

那些擅长计算的孩子总是在笑，因为对他们来说普通的数字和特殊的“0”根本就不算什么烦恼。

如果我说 100，这些孩子就会想到排列得像衣柜一样的小球；如果我说 1000，他们就会想到放有 10 个衣柜的房子。注意了，在这里甚至都没有提到“0”。

这些孩子的笑让人讨厌，我不在乎他们有多擅长数学。但我要把他们都送回家，因为他们在学校里给别的孩子带来了压力。

亲爱的孩子，我对你的情况很感兴趣，因为你也是被别人欺骗的受害者。

我很喜欢你，因为你的这种单纯在现在已经太少见了。

我给你讲个故事，这个故事我也在学校里和我的学生们讲过，我还用粉笔在黑板上把它画出来过呢。

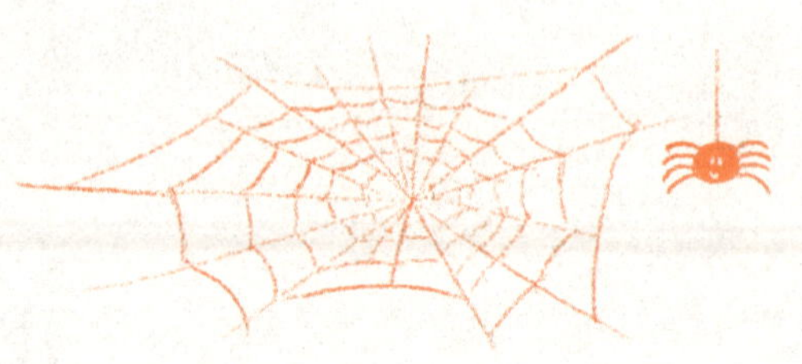

从前有一只蜘蛛，它常常沮丧地抱怨：

“我不像别的昆虫一样幸运：我没有蜜蜂那样可以飞翔

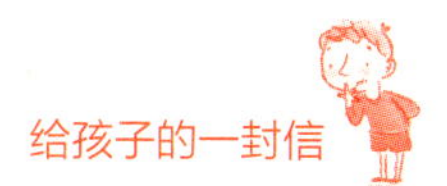

的翅膀；没有飞蛾那样出色的视力，我几乎看不见；也没有瓢虫那样可以保护自己的外壳。所有昆虫都比我幸运。我怎么捕食呢？我怎么能追得上飞得那么快的飞蛾呢？我是最弱小、最脆弱的昆虫，我肯定会饿死的。”

蜘蛛一直哭呀哭呀，哭得太用力了，把肚子都哭疼了。但它慢慢吐出了一种又黏又热的丝，如果从上面掉下来什么东西的话，就会被这种丝粘住。

蜘蛛开始期待用自己吐出的丝粘住上面掉下来的飞蛾、蚂蚁，或者其他任何可以成为食物的东西。但是并没有，因为它吐的丝太细了。

它下定决心要在地上吐出一条长长的螺旋形的丝，遍布所有的地方。但是会飞的昆虫都从高空经过，几乎不会接近地面。

于是蜘蛛想要在空中设下陷阱，它织出了蜘蛛网，也就是撒在空中的一张“渔网”。它自己则被很多根丝线吊在空中。

亲爱的孩子，你可以仔细看看这张网，它非常完美，既不会因为太密而被风吹落，也不会因为太疏而让昆虫们溜走。

这是一件由不完美但有耐心的生物完成的杰作。

在网织好后，如果一只曾为它的视力和翅膀而骄傲的飞蛾撞上了这张网，那它将会失去眼睛，也将会失去翅膀。

蜘蛛就在那里：它躲在树叶后面睡觉，但它手里抓着一节蜘蛛网呢。当它感觉到网的震动时，就会开始复仇。为了防止猎物被毁坏，它会把它们像香肠一样裹起来。

同样，我们也会寻找像蜘蛛网这样的替代方法。

类比法就是所有替代方法的集合，每个人都在不知不觉中依靠耐心和独立思考发展出了类比法系统。

你看这个网的形状多么完美。

据说蜘蛛在借助它的网从一根树枝上移动到另一根树枝上的时候，它会像人猿泰山一样在飞跃的过程中发出一种愉悦的叫声。这些叫声都被科学家们录了下来。

亲爱的艾玛，你要像蜘蛛一样坚定和自信，做好准备，攀爬到最高的地方，然后俯视下面的一切。

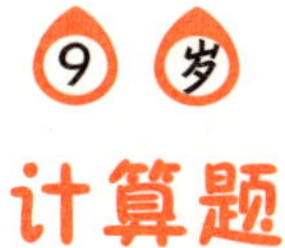

计算题

亲爱的孩子：

现在你已经9岁了，在上小学四年级。让我来告诉你什么是折磨人的计算题：它们是想使你受骗的谜语。

我还是用那张山的图画来向你解释，这张图适用于任何问题，因为它列出了事物、语言和符号世界的正确顺序。

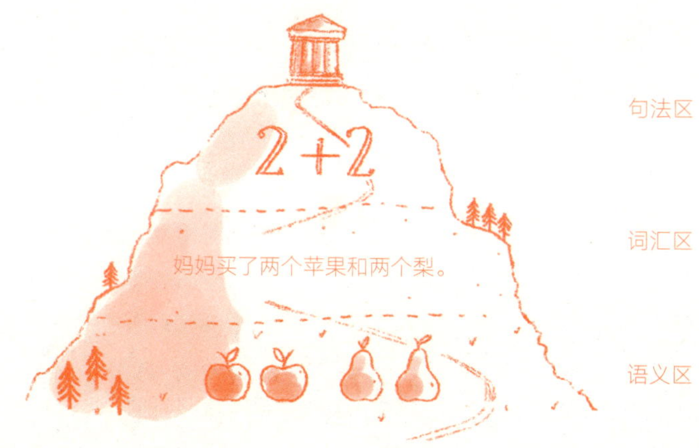

我们从最基本的说起，你要学会发现现实世界对语言的反射，人们称它为“语义区”。

往上些，在山腰的地方，有一句描写对应事实的话语，人们将这块区域称为“词汇区”。

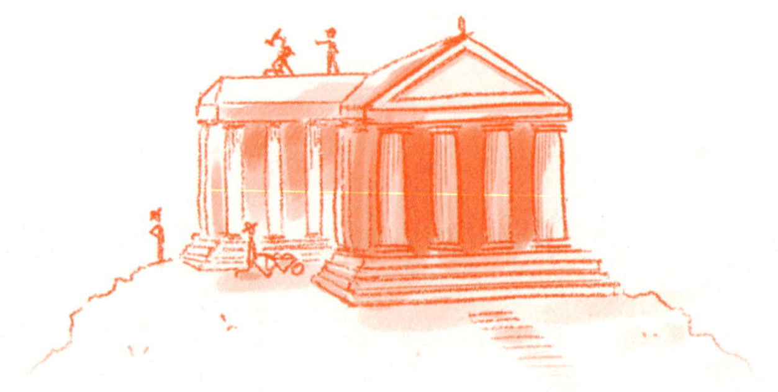

再向上一点，山顶处是“句法区”，这里坐落着刻有数学符号的神殿，你之前已经看到过了。

你隐隐约约可以看到神殿的后面正在建造一个仓库，里面摆放着之前提到过的用来帮助计算的工具。

我们可以把这个仓库看作是学科的世界，它总是在不停扩大。

为了方便学生们学习，书本上的题目都被放在了半山

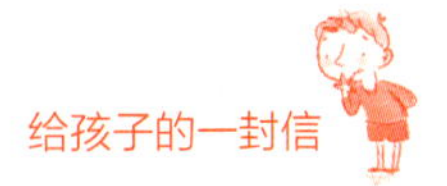

腰处。其实这些题目只不过是简单或者复杂的谜语。

我把其他同学能快速解出题目的秘诀悄悄透露给你：他们并没有从计算的角度出发进行思考，而是回到了山脚下，从具体的现实情况开始分析。

就这样，他们离神殿越来越远。

我建议你最好也这样。

我们需要通过回归基础来寻找作者隐藏在文字里的图像。你甚至需要重新探索数学，让自己成为探索的主人公，同时负责调整、清理、区分、填充和再细分。

这是一件繁重的任务，因为我们脑海里的数学片段太丰富了。

只有在执行这项与符号无关的任务时，你才能往上走，走到山顶上，进入尘土飞扬的仓库，在里面挑选适用于计算的辅助工具。

但你不要忘记留意那些遇到困难的同学。

为了节省时间，他们进入仓库后随便拿起了手边的第一件工具，只想快点完成任务。

他们没有用上想象力，因为他们拒绝让和学校有关的内容进入充满着幻想的秘密世界。

但这不意味着他们就不如别人：他们只是关上了表示接受这部分内容的那扇门。

再看看那些成功的同学。

他们一字一句地研究题干，寻找那些之前做过的题里出现过的、有助于辨别题目类型的关键词。

这是真正的搜查工作。

比如当他们看到“每个”这类的字眼时，就明白了这道题可能要用到乘法或是除法运算。

如果题目里提到了盒子，也同样需要注意，因为这道题也可能会用到除法或是乘法运算。

如果在题干里有“包括”一词，那意味着需要把它拆分成两部分。

在知道题目涉及铅笔、书籍、杯子的情况下，就不会对一欧元进行相除。

总之，在他们慢慢培养出根据有限的词语来猜题的能力之后，将会发现解题变得很轻松。

但也不是说这些孩子就比其他人出色，他们只是更愿

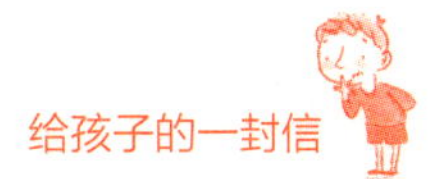

意去尝试把限制转化为机会。

亲爱的孩子，现在我们来说说你：

你要试着先回过头来进行一项似乎与数学无关的任务。

这样当你在以后到达山顶的时候，你就会惊讶地发现，仓库里的运算操作和你在山脚下进行的心算是不同的。

也就是说，你第一反应里的算法并不是那种写在纸上的算法。

看看这个例子：

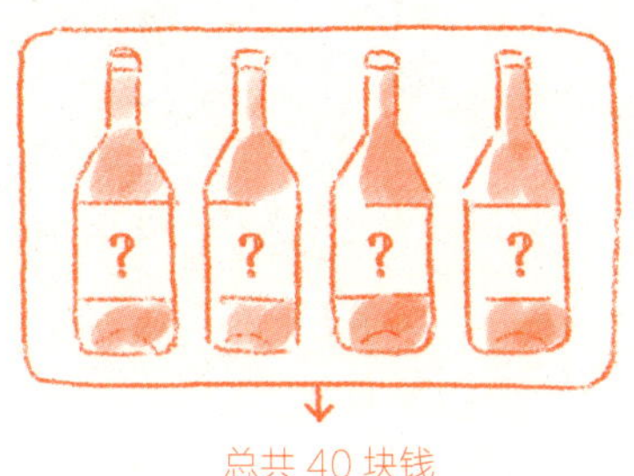

总共 40 块钱

在知道总价的情况下，为了知道每个瓶子是多少钱，你背诵了关于 10 的乘法口诀，从而确认了一个瓶子是 10 块钱。

这是你最先想到的算法。

相反，在纸上你得老老实实地写下：

$$40 \div 4 = 10$$

要做除法时，你却用上了关于 4 的乘法口诀，这太荒唐了。

这就是算术题的规范步骤，和你之前接触的很不一样。

再看看另一个例子：

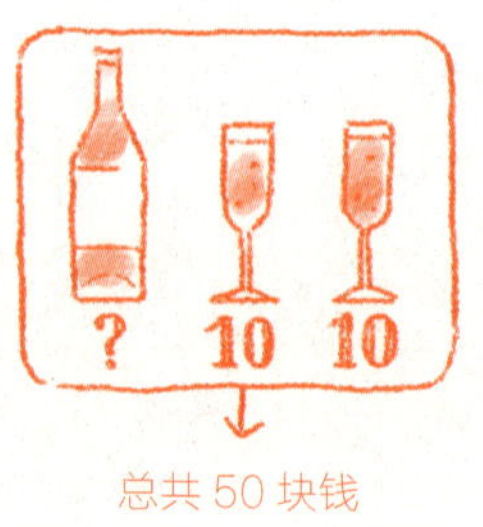

总共 50 块钱

为了知道一个瓶子是多少钱，你在心里计算 50−10−10。

但在纸上就不能这么算了。你得分成两步：第 1 步做加法，第 2 步做减法。那么问题就来了，为什么我们能对

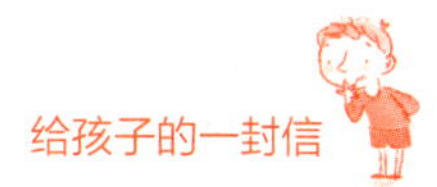

3 个数同时进行加法，却不能同时进行减法呢？

除了因为在纸上计算受限制以外，还有什么原因呢？

总有一天，我们会把这些问题都忘记。那时我们会用上计算器，它什么都能一起算。

但是，这些加减法之类的矛盾都没有引起你的重视，因为你把全部注意力都放在了计算步骤的重要性上。

这就是“问题”出现的目的：

误导孩子们离开他们珍贵的、无法替代的直觉世界。

真正的科学家们是不在意公式的。他们能够通过所有的题干，直达题目的核心。

这一点就和孩子们一样。

总之，你得学会自己计算，因为大家都知道，小学里学的东西都是在培养孩子们关于四则运算的意识。

至于学科世界是怎样抑制直觉世界的，通过下方的例子就可以看出。下方的例子用流程图强调了按规定进行运算的重要性。

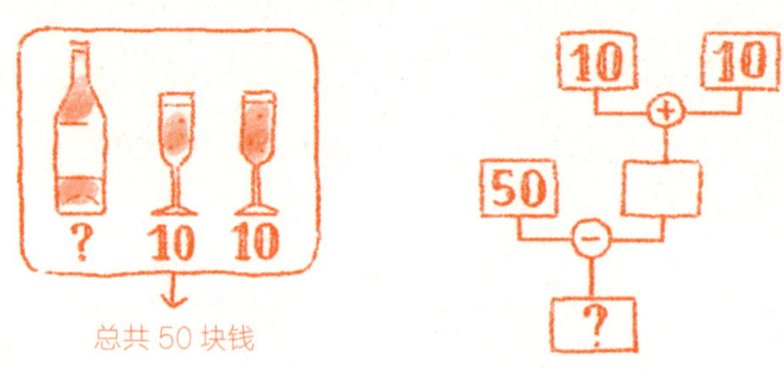

这确实是一个应该远离的世界。

你看这多麻烦呀。下面这一道基础的问题甚至还用了假设句。

玛丽亚给孩子们准备度假穿的衣服，如果花 45 块钱可以买 3 件棉制的短袖衫，那么每一件短袖衫应该是多少钱？

这道题目完全可以简单地写成：

3 件短袖衫是 45 块钱，问一件短袖衫多少钱？

或者还能更直接地用下面这种简笔画来表示。

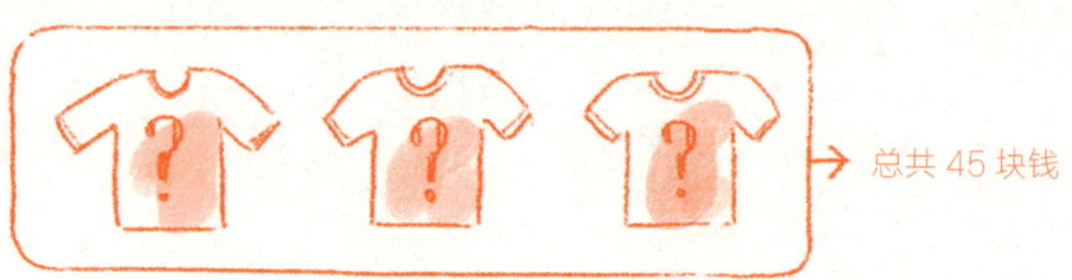

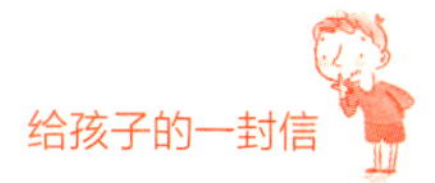

这些问题中的麻烦都是为了培养孩子们解题的能力。

其实对孩子们来说最难的并不是解出题目，而是读懂问题。

他们总是反复问自己："这道题到底在问我什么呀？"

纸上排列着一行行密密麻麻的字，要是讨厌阅读的孩子看到这些是会崩溃的。

亲爱的孩子，你得学会自己帮助自己，现在就从接受学校这个世界不会对你手下留情这个事实开始吧。

你可以把这些啰唆的题目当作是锻炼的机会，因为在你的人生里将会经常遇到这种考验理解力的文字，就比如填报税单。

你要克服懒惰，要学会发挥想象力，如果想象力不够，那么可以从你的秘密世界里拿一点出来。

你还要接受这种咖啡，它越苦，就越令你兴奋。

10 岁
学 科

亲爱的孩子：

现在你已经 10 岁了，在上五年级[1]，我会继续带领你探索数学和山顶上的那座“幽灵神殿”。

在神殿后面的仓库里，除了有之前我们已经提到的计算工具，还有些别的东西：分数、百分数、幂运算、倍数、比例、运算律等。

等你上了初中就会很快接触到这些知识了。

你不必担心，这都是些有关日常生活的简单知识。

说到底还是属于类比法。

比如说，100% 的同学在上完小学五年级后都要去参

① 意大利小学为五年制。——译者注

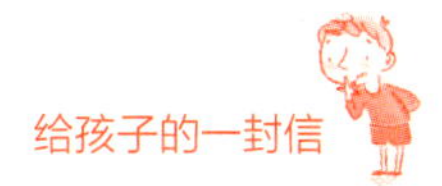

加一场派对，这并不是指你们年级里一共有 100 个人。

这只是一个代表所有人的比喻。

如果说 90% 的同学都玩得很开心，就是意味着很多人都度过了一个愉快的夜晚。

如果说过了一段时间，四分之三的人都困得睡着了，就是指睡着的人占了大多数。

有时连一年级的孩子都能懂得百分比和分数的概念。

曾经有小朋友对我说：

"老师，电脑的电量只有 2% 了，很快就会关机了。"

除了数学家之外，其他人对数学的理解都差不多。我们将实际的数字进行变换，将其分解为熟悉的 100 和 4 的组合。

这算是一种违背了数学精神的欺骗。

那么大人们会在做公司财务报表的时候悄悄用这种作弊方法吗？

这种作弊，就连儿童都能做到，这是一种天真的反叛。

确实是这样，天真代表了无畏，我们需要用天真来突破自己的局限。

假设微软和苹果的操作系统的界面就是我们人类脆弱的证明。

在界面中，我们用简单的图标来代替数学符号和公式，人人都在鼓吹计算机科学家的贡献，但实际上他们的价值已经随着屏幕的出现而消失了。

早在 1985 年，史蒂夫 · 乔布斯在向客户致辞时就曾说过："你们不用了解电脑的工作原理，因为我们已经教会了电脑怎么为你们服务。"

这就是现实。

他们破坏了我们立足于天真的学习系统，并且从中赚了一大笔钱。

这个交流系统正是类比法。

你要明白，它属于你，属于我，属于所有人。

到你明年上初中学习新的计算工具的时候，还会用到我们之前讲到的百分数和分数。

倍数就像是直立生长得越来越高的大树。

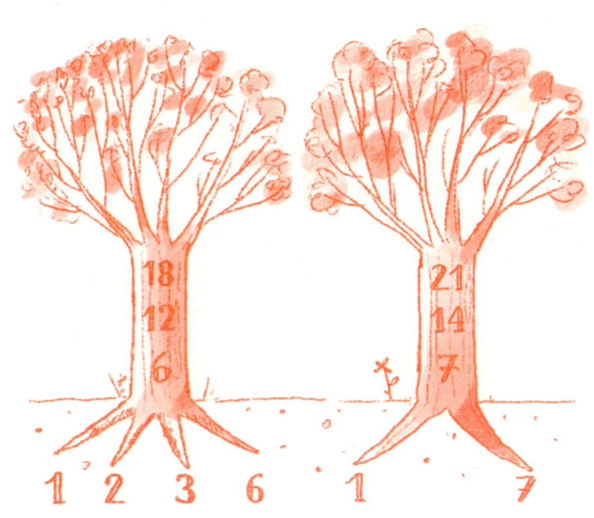

约数就是树根。

质数只有两个约数，真可怜。

幂运算恰恰就是被有力的双手举起的一样长的树干。

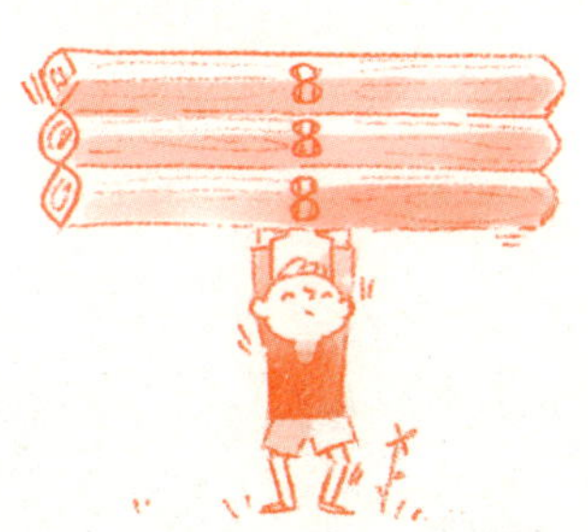

比例就像是天平。

注意看下面这个例子。

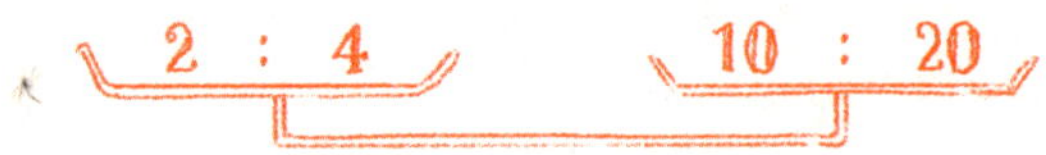

这看起来像是数学吗?

比例是一种语言表达，就像是说“杯子对于瓶子相当于小桶对于大桶”。和我之前告诉你的一样，这非常有趣。

一旦两边的数字变大，你就会开始晕头转向了。

就像下面这个例子:

32 : 80　　2000 : x

下面说说你在初中里会学到的如何轻松地解决问题，也就是“虚张声势”。比例的运算律是你遇到困难时的协助工具。但是更可怕的挑战是学会它的定义。

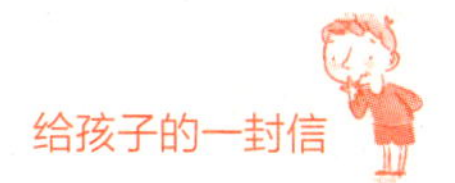

在比例里，两个外项的积等于两个内项的积。

它们的定义并不是很清晰。那么让我来帮助你理解。只需要把原本排列起来的数字摆放成下面这样。

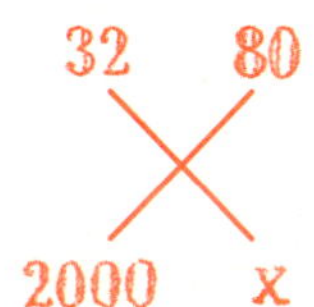

然后交叉连线，再拿起计算器：

先算2000×80，结果是160000，再算160000÷32。

你得一个人算出答案，毕竟你也做不了别的什么。

甚至不需要理解，按照这样做你就能算出正确的答案。

不过，你不必因为耍了小聪明而羞愧。

初中里觉得自己比别人聪明的人也是这样做题的。

即便你只有 7 岁，也能用计算器算出这些题目。

之后，还是用计算器，我们无须交流就能自己发现比例的运算律。只要有计算器在手，我们就是无敌的。

没有什么比得过我们的直觉，我们会自动吸收接触到的一切。

事实上，如果允许初中生使用计算器的话，那么也应该允许我们五年级的孩子们也使用计算器，因为智力是没有年龄限制的。

最后，听听数学“高山”的历史是怎么结束的吧。神殿的上方是晴朗而自由的天空，那里没有语义学，也没有算术。

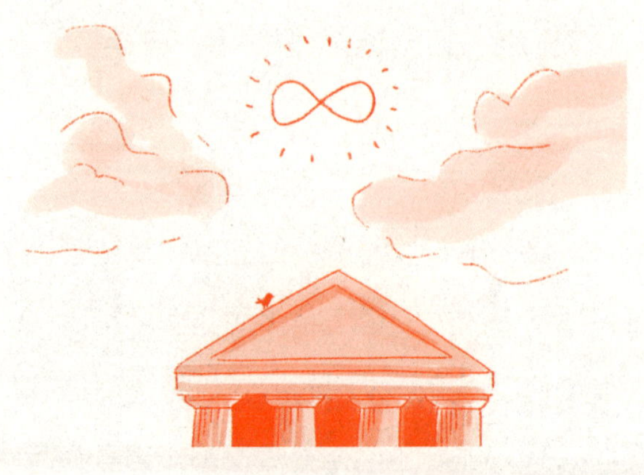

这里与地面没有联系，可以发生不可思议的事情，比如种下 2 亩小麦，然后收获了 3 亩的产量，不知道为什么会多出 1 亩。

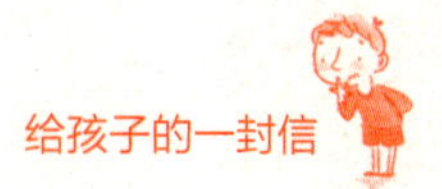

就连数字也不见了，都变成了字母：

a+a=2a

语言还是语言，不过固定的解题步骤还是占了多数，因为工具本身也在使用别的工具。

但是，亲爱的孩子，你不要忘记到目前为止已经学过的东西，要珍惜这个充满温暖的天真的儿童世界。

如果你看到了比例，要联想到天平；如果你看到了数字，要联想到小球。

你要一直做那个山脚下的孩子，看清自己的内心，从而无所畏惧。

抱歉在你上中学后还把你叫作孩子，而你就要离开我了。我这样叫你是因为这是一种赞美，并非在小看你。

文化并不能帮到你。如果你想在知识领域取得进步的话，保持纯真才是正确的途径。

纯真也让现在的你明白了，其实不存在神殿、山、学科，甚至不存在数学：

存在的只是语言。

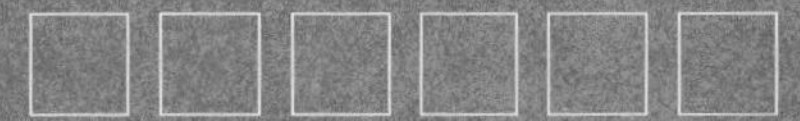

给老师的一封信

你只需要倾听自己的内心：

你会比科学家们更快地找到答案的。

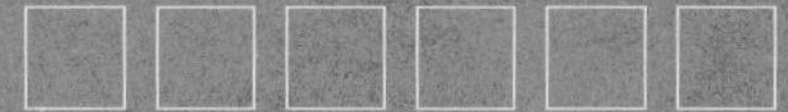

亲爱的同事：

抱歉，我之前说了些关于你们的坏话。我并不是对你们有意见，我只是对那些撰写教学大纲的人不满——他们都没有真正地试过在教室里给 25 个孩子上 8 个小时课，甚至没有考虑到现实中可能会出现的各种问题。

当你向他们提出这点时，他们只会说这种教学实践没有必要。

他们不知道，如果我也和他们一样想，那么将会发生什么。

这真叫人崩溃。

反正学校里发生什么也不关他们的事。

目前我说的话都是我自己的观点，这是一种警醒我永远不要让孩子们难过的声音。

——要站在孩子们的角度思考；

——要学会循序渐进；

——要做到循循善诱；

——要倡导孩子们多使用学习卡片；

……

一切都只是为了能了解孩子的学习进度。

另外，受苦的同事们，我还要告诉你们一些关于学习卡片的事。

之后我保证不会再多说些什么了。

从提问卡到确认卡都有助于防止错误的发生。

我告诉每一个孩子：

"当你有疑问的时候，就拿起这些拼写卡来，它们可以为你正确拼写单词提供参考。你可以使用规范的语法卡，它就像是摆放着 9 个罐子 ① 的厨房架子，罐子里存满了词汇。

---

① 意大利语中单词一共有 9 种词性。——译者注

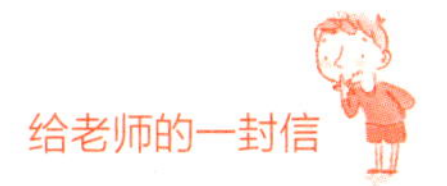

"这些数字卡片，就不需要我解释了。

"乘法口诀表可以帮助你慢慢地学习算术，就像我们看地图一样。

"如果用上这张贴在墙上的特殊纸质字母表，只用一天你就能学会阅读了。"

我优秀的同事们，你们知道我不喜欢在讲完故事后提出一些考验理解能力的问题。我讨厌这样，因为这破坏了阅读本身的平静与乐趣。

我会采用影片的方式——一部好电影是不会在结尾提出考验理解能力的问题的，否则就没人会看了。

所有人都很关注那些需要帮助的孩子。

我当然也很担心这些孩子，但我同样担心的是不要让那些充满期待的孩子对学校失望。

我会为他们努力修改原先的教学大纲。

比如那些让人头疼的关于历史和地理的课程，居然在一年级或二年级时就要求孩子们学习时间和空间的概念。我想把这些内容放到更高年级来教。

同时，我想展示一张关于历史的图片，上面标注了从古至今的所有历史时期，提供了可以作为日后学习基础的宏观视角。

至于地理，我会从整个世界的概念讲起。我觉得没有必要向孩子们解释何为宇宙，因为孩子们早就在梦境和幻想中见识过了世界的宏大和宇宙的浩瀚。

关于涉及孩子们大脑神经认知的研究，亲爱的同事，我可以马上告诉你我是不会参与的，这不是我研究的领域。

我会对孩子们说："亲爱的孩子们，在我眼里你们都是非常优秀的，而且我知道你们每个人身上都有不同的天赋，你们可以向我展示出来。"

除了行为，我不会再考察其他的东西，行为就是认知领域发展的标志。

我会等待每个花朵在它的季节盛开，因为既有春天开放的花，也有秋天开放的花，而后者更加珍稀。

对于那些因为不想学习而成绩不佳的孩子，我会在帮助他们之前先征求他们的同意，毕竟我也不想在一扇封闭的心门前白白耗费自己的精力。我会等他自己想通。

在我看来，成为一位出色又受人尊重的老师的标准并

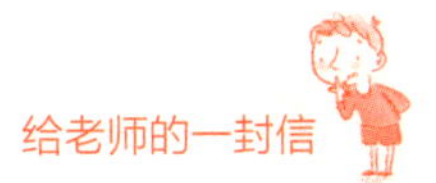

不是把每个孩子都培养得很出色，所以我也不打算照这个目标努力。

我只想让他们学会耐心、仁慈、热情和包容。

不过如果连我也失败了，那最好还是把学校关了吧。

既然已经谈到了包容，那么亲爱的同事们，我要告诉你们，在我的班里有两个孩子，对他们来说，"包容"这个词听起来简直像是"监禁"[1]。

我会遵从自己的内心行事，不会被他人影响。就算他们强制让我更新教学方法，我也不会理会他们。

对那些继续制订 3 年教学计划的人，我会说我不会按照他们的想法来教。

我不得不穿越沙漠，来获得让我可以倾听自己内心的声音的净土。

在会议上，我和一些同事不用说话就可以进行交流，因为他们跟我一样用了类比法。这是真正的交流方式。

---

① 意大利语中这两个单词发音相近。——译者注

然后，所有的这些会议都是如此……

慢慢地每个人都发现了学校的变革并不符合规定。

但是不会有制度变革的那一天了。

所以，亲爱的同事，你充满激情又承受着折磨，不要再因为学校的变革而焦虑了，不然你会失去内心的平静。

即使外面狂风暴雨，你也可以安静地待在教室里。

如果想寻找人性和真正的科学的结合，你只需要倾听自己的内心：

你会比科学家们更快地找到答案的。

即使为时已晚，我还是有一个梦想。

我希望学校里能有一块漂亮的草坪，我希望那座山上的神殿可以消失。然后孩子们会说："太好了，我们可以玩了！"

"不，我们要除草、翻地，然后种上兵豆、豆角、玉米、生菜、卷心菜等。更重要的是种上花，它们更容易生长。"

"我们为什么要这样做呢？"

"因为这比玩耍有意思多了。你们会发现用铁锹比用电脑更需要动脑。"

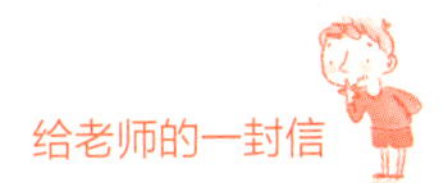

这样你们就会明白，你们的祖父母们是多么有智慧，他们竟然还一直那么谦虚。

然后我们还要在旁边建一所学校。

但是建学校不是为了学习阅读、写字和算术，那些都是在家里用电脑就可以获得的知识。

我们要建的学校是用来学习世界上神奇的事物以及研究复杂的人性是如何造就我们的。

亲爱的匹诺曹，他们欺骗你说一切都只是个游戏。

这就是为什么我在黑板上写下：

抱怨太多的人是不会被别人倾听的。

我希望这句话能点醒一些人，但好像并没有什么效果。

所以，亲爱的同事，你要安慰自己，当你感到绝望和孤独时，这其实也是所有人的真实想法。

其实你并不孤单。

但如果每天都一切顺利，你也不会开心的。

你会带着负罪感回到家，觉得自己没有全力以赴。

所以说，你只要保持微笑向前走就好了。

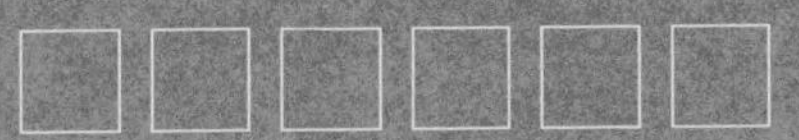

给家长的一封信

其实每个孩子都和你一样充满了矛盾。

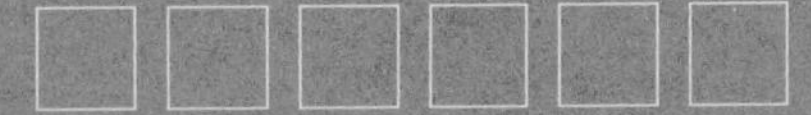

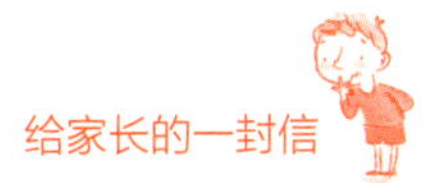

亲爱的家长：

如果可以的话，不要总叫你的孩子“宝贝”，因为之后他在学校里，会发现其他孩子也都被爸爸妈妈叫作“宝贝”，他会觉得自己不是特殊的，会觉得被欺骗了。

之后孩子们会开始争论谁才是宝贝，可怜的老师就得去平息这场战争。但最后，有些孩子可能会对自己的父母失去信任。

也不要经常叫孩子“亲爱的”，因为这样会强迫他表现出自己不真实的一面。其实每次听到这个称呼时，他都痛苦得想要尖叫，想要躲到同伴的身后。

我从高中开始就被一些教学书籍里的理论说服了，你可不要和我一样。

卢梭认为孩子天生善良、纯洁、天真，但之后却被腐败的社会所污染。因此，我们需要改变社会，也就是改变其他人，为我们自己创造一个新环境。

所有人都参与建设一个更好、更公正的社会，以宽容之名追寻那些他们不曾拥有过的属于自己的明灯。

孩子生来就有两面，就像是两扇隐藏的门：善之门与恶之门。如果用新潮的话说，就是正面的潜意识和负面的潜意识。

他们想要亲近人、与人分享，或者是渴望发号施令、控制他人，他们想变得非常强大。说实话，有时候没礼貌或者吹牛的感觉确实很好。

教育就是要关上所有人都拥有的第二扇门，并且让善之门一直敞开，即使这样做需要更多的努力。

亲爱的新手父母，请记住，其实每个孩子都和你们一样充满了矛盾。

其实我们都是一样的，无关年龄。

回想从前，小时候所有人都想要成为第一名。如今长

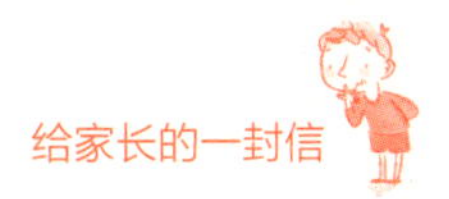

大了，我们想要变得有钱、有权势，想被所有人羡慕。

在过去的教育方法中，有人认为应该要控制我们的思想。他们呼吁对父亲的尊重、对上帝的敬畏、对界限的意识或是对权威的恐惧……

但是现在更困难了，如今孩子们会更多地向母亲学习，而且电视里除了以著名的《儿童权利公约》[1]的名义授权孩子为自己辩解以外，别的什么都没有做。

如果妈妈叫我“宝贝”的话，我和班里的同学们为什么要假装我们不是呢？

亲爱的父母，事实就是这样。

每个人都既任性又听话，既自负又谦虚，这取决于他决定打开哪扇门。

每个孩子都拥有无限的选择。

某些心理学对另一扇门避而不谈，它不承认孩子们有罪，觉得都是外界因素影响了他们。

它让孩子们因为年纪小而逃避责任。

---

① 一项有关儿童权利的国际公约。——译者注

但孩子们不是随风飘荡、任人摆布的弱小旗帜。

他们很坚强，也清楚地知道自己想要什么。

他们温顺听话，但在做决定时又可以发号施令。

这一切都取决于他们自己。

我说："亲爱的丹尼斯，今天你把这扇门关上吧。你太让老师头疼了，你要学会对老师抱有怜悯和同情之心，就像你对爸爸妈妈那样。

"你快做个好孩子吧，因为你可以的。

"不然，就算是冒着被道德家警告和谴责的风险，我也要对你说：'你做错了。我为你感到抱歉，我知道你想让自己变成铁石心肠，但这会给你的生活造成伤害。'"

亲爱的父母，我看到你们既年轻又热心，那就把孩子送去学校吧，让他准备好吃苦。不过，如果某天早上你们看到他不开心，记得要多对他笑笑。

你们不用太担心学校会对孩子的学习能力造成伤害。

这所矛盾的学校十分矛盾，它既不会影响孩子的智力，也不会让它发展。

在痛苦的掩盖下，他们的"处理器"还是完好无损的。

"处理器"觉得：那个总是来帮我修理的孩子每次都能创造奇迹，他一定是得到了学校的支持吧。在没有任何人教过他的情况下，他竟能自己卸载和重装系统，他还告诉我，他其实在小时候就决定了以后什么都不要学。

为什么呢？他说是为了在以后经历失败的时候可以保住面子。毕竟如果他已经很努力甚至获得了支持，但他还是失败了，那就太糟糕了。

这样的孩子通常会选择远离学校的世界。

每天孩子们进出校门都会仔细清理他们的"硬盘"，并且认真整理在学校学到的东西。

他们这样做是出于保持清醒的需要。

他们想要获得半天的平静来为第二天的日常消耗做准备。

所以请家长们让学校做好自己的工作。

学校将承担所有的责任，来保证孩子学习能力的完整。

当你拿着笔想要给孩子讲解数学题的时候，也要注意不要影响到他的学习能力的完整。

这个是6，是一个上面带手柄的小球。

这个是 9，小球在上手柄在下。

这个由两个小球组成的数字是 8。

你不应该这样和他解释小球。要注意，你正在影响孩子对数字的观念，这会让他弄不清数量的概念，也就是科学研究里所说的“计算障碍”。

让我来帮助你避免这种问题。

为了获取类比法的具体思路，你可以拿起手机下载我为孩子们准备的应用程序。

你会把他送去需要接种“疫苗”的学校，过上学习数学的生活。

如果你看到孩子不得不面对生活的苦难，这其实也是一件好事。因为这样他也可以成为一头“小驴”，就是我之前和你说过的那群起步慢但是能在长途旅行中率先到达终点的小驴。

我自己就是这样的，不过要注意的是也不能过度吃苦。

在我小的时候，班里有个同学就是过度吃苦的受害者，他不得不练习如何忍受一切。

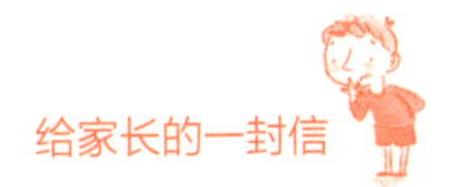

经典的小强尼[1]形象已经不存在了，因为现在到处都是任性的孩子。

能够忍受一切这件事是支撑他的骄傲。他在课间和同学们说："我能够承受所有的痛苦，试着来击垮我吧。"

有次我对一个很优秀的学生说：

"在这次作业批改中我确实有失公正，你已经习惯得高分，但是如果你可以接受现在的分数，你就会变得更加坚强。"

他听后吃惊地看着我，他不认为自己可以忍受不公正。我们的文化里不允许这样做。这所学校绝不允许不公正出现，甚至仅仅因为老师说错了一个词就要找专家来评估孩子的受惊吓程度。

言语并不会带来伤害。

外界的邪恶并不会污染我们，只有内心产生的恶念才会玷污我们心灵的纯洁。

① 意大利笑话的传统代表和儿童之星。——译者注

对我来说，一切都很顺利。

但是当我看到同事低声下气地恳求孩子们安静一会儿，“拜托了，我求求你们了”，我就觉得心里很不舒服。

我觉得要是这群孩子以后当了老师，一定会既固执又冷漠。

因为他们没有同情心。

亲爱的、有耐心的父母，我还有一件事要跟你们说，那就是就算学校的教学方式不好，你也无法改变。

你们最多只能帮孩子转校，所以最好的方式是自己在家里教他。

怎么教呢？用类比法。

类比法不是我发明的，而是我们每个人从小就会使用的摆脱麻烦的秘诀，是每个人为了帮助自己而想出的方法，甚至可以说是唯一科学的方法，因为它适合受到各种限制的我们。

你发现学校并不是想象中的快乐小岛，但不必为此苦恼，不然你会由于过度执着于理想的世界而病倒。

如果我们自己早就浑身都是缺点，那怎么可能进入

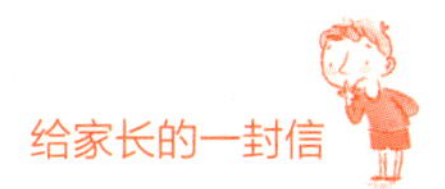

乌托邦呢？难道你觉得在学校里还能找到比我们更好的人吗？

也许偶尔可以。

你仍然觉得学校应该是改善社会的动力源吗？

但其实其他人和我们一样既迷茫又忧愁。

这个美好的梦想过于遥远。

现在我最想做的是给庞大的、因为学校而受苦的社会有机体奉献我这个健康的思想。

至少我尽了一份力。

当我被班上二十多个孩子气倒，劳累地回到家时，我会觉得亲爱的家长也和我一样辛苦。

孩子的母亲，对你来说，你习惯了对孩子的学校生活抱有期待。

我们需要相互理解。

有一天，有位家长在两个月一次的家长会上跟我说："老师，您知道我的孩子每天都非常愿意来上学吗？"

"听到这个我很高兴。但是我能问问为什么吗？"

"因为他在学校里交到了朋友。"

"哎呀，"我在心里说，"我好像不该问这个问题。"

这并不是我想要获得的认可。

我放弃寻求认可并继续爱着这个孩子，幸运的是他在往好的方向成长，比老师和家长都更加优秀。

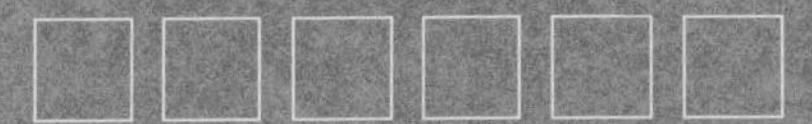

给部长的一封信

美好的事物不应该是强制的。

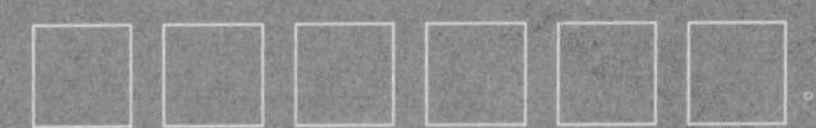

尊敬的部长：

我很生气。为什么您从不帮助我？

现在我在教室里上课，我已经受不了了。

换您来上课吧，您比我厉害。

我需要出去走走，需要呼吸新鲜的空气，所以才把孩子们留给您管几分钟。

而且，您的权威至少能让这些孩子有点害怕，或者至少是让他们产生些适当的好奇心。

他们还是没有安静下来吗？没关系。

之后您会高兴地回到办公室，而且还会提高关于教师的工作能力（范围）的要求，教师们也许并不总是能够胜任，但他们都会尽力而为——为了生活。

我要告诉您一件事。您看到的在笔记本里写的和在教室墙壁上挂着的东西，都是我弄的。我做这些是因为：

在 40 年的教学生涯里我从没有遵循您的指示。

当您向我推荐入学考试、集合学、拓扑学、规则、算珠、数字研究、数字历史、检查、问题理解、学习卡片、前提条件、评分标准研究时，我都没有选择接受。

我看着我的学生们，然后跟着心的指引做了决定。

也许现在您看过这些后，会给学校增加仅强调行为准则的年考①。

这个考试也不会很难，只是问孩子们一些简单的问题，比如他们喜欢上学吗，他们想要学习吗……都是些不能预测到答案的问题。

毕竟总有些事情出乎您的意料。

您不会觉得虽然有些孩子不太爱学习，但其实所有孩子都很想学习吧？

才不是这样。

---

① 意大利的法律规定所有学生每年都要进行书面考试。——译者注

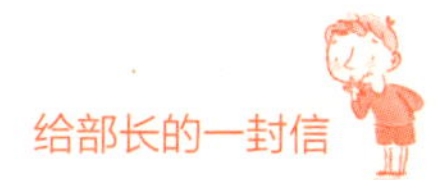

然后，如果我们做了所有的检查工作，那就没有时间去做那些可以吸引孩子们自愿来上学的开心的事了。

您觉得每时每刻都用学习卡片和检查来强迫他们的做法很好吗？

您小的时候喜欢这些吗？也许喜欢吧，毕竟您属于所谓的“好学生”。

但是在您看来，难道一个已经陷入困境的人再次遭遇失败就不会痛苦了吗？尤其是在所有人面前丢了脸的时候。

难道在您眼里，一个在特定领域具有学习障碍的孩子，就只是个能凸显您的能力的教学工具吗？

其实我在小的时候就已经不做学习卡片或是检查了，因为我尊重学习与理解的自由。

有意愿时，我自然会去做这些事。

我强迫自己不这么做，因为我可以接受学习，但我不能接受强硬的规定，然而这种规定往往在现实中高于一切。

如果有人上课睡觉，想一直睡到明年再醒来，我觉得挺好。只要他现在能在课桌前保持安静，不一直挪动椅子就好。

我尊重他上学或不上学的自由，因为如果上学是强制性的、不顾个人意愿的，那么我会很困扰。

这会毁了一切——美好的事物不应该是强制的。

就好像我们强迫孩子们去电影院一样。有人会通过这种方式来制造混乱，以此获得不可告人的满足感。

您问我要报名吗？

亲爱的部长，请您不要坚持了，您会发现这是徒劳的。

并不是因为太突然，而是我有自己的节奏，我每天都会尝试走新的路。

我要用弯刀砍去不需要的东西，在森林里开辟一条笔直的道路。

我要去探寻还没有被发现的地方。

每天早晨在教室门前，我都会停下来问问自己：今天我可以做些什么来帮助孩子们简化学习呢？他们最近的要求可是越来越严格了。如果我重复之前讲过的，就会被他们发现，然后他们就会说："老师，这个您讲过啦，您去年讲过，三年前也讲过！"

孩子们这么认真仔细，这对我反倒是一种谴责。

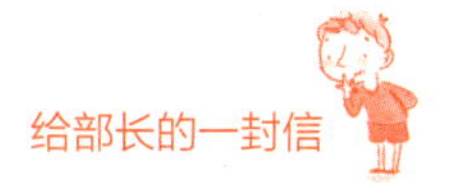

我讲过的知识越多，就越需要像教育动画片一样谨慎小心。但我是不会用规定的教学法的。

如果您想要报名表的话，可以去找找。

它就在讲台的某个抽屉里。

最后，让我来告诉您一个秘密吧。

正是因为我尊重孩子们学习的自由，所以在学校的这些年里，我一直没有认真记录缺勤情况。

我这么做是因为我有一个原则，我觉得当两种愿望结合在一起时就会激发孩子学习的兴趣，这两种愿望就是我教学的愿望和孩子学习的愿望。

如果您愿意，可以照我的方法来做，但现在我已经退休了。

我看到您笑了。

就连您也这么认为吗？

太好了，真让我松了一口气。

最后，感谢您能来。

本书作者的其他作品

《二十条》，埃里克森出版社，2005

《一百条》，埃里克森出版社，2008

《一千条》，埃里克森出版社，2009

《语法分析与逻辑速成》，埃里克森出版社，2009

《关于集中与平静的系统剖析》，埃里克森出版社，2010

《小学四年级数学速成》，埃里克森出版社，2011

《小学五年级数学速成》，埃里克森出版社，2012

《学前读物》，埃里克森出版社（特伦托），2013

《类比法之路》，埃里克森出版社，2014

《墙上的课本》，埃里克森出版社，2015

《没有问题》，埃里克森出版社，2015

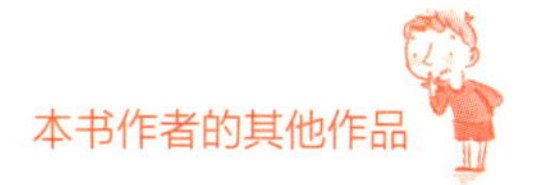

《极限初认识》，埃里克森出版社，2015

《字母初认识》，埃里克森出版社，2015

《用计算器解决问题》，埃里克森出版社，2016

《小学一年级意大利语》，埃里克森出版社，2016

《小学二年级意大利语》，埃里克森出版社，2017

《与数学一起飞翔》，埃里克森出版社，2017